老祖宗传下来的老偏方

老人小病妙方

老偏方

贰

主审/国医大师 李济仁

编著/王维恒

中国科学技术出版社

·北京·

图书在版编目（CIP）数据

老祖宗传下来的老偏方 . 贰，老人小病妙方 / 王维恒编著 . — 北京：中国科学技术出版社，2018.9（2024.6 重印）

ISBN 978-7-5046-7868-3

Ⅰ . ①老… Ⅱ . ①王… Ⅲ . ①老年病—土方—汇编Ⅳ . ① R289.2

中国版本图书馆 CIP 数据核字 (2018) 第 180971 号

策划编辑	焦健姿
责任编辑	黄维佳
装帧设计	长天印艺
责任校对	龚利霞
责任印制	徐　飞

出　　版	中国科学技术出版社
发　　行	中国科学技术出版社有限公司销售中心
地　　址	北京市海淀区中关村南大街 16 号
邮　　编	100081
发行电话	010-62173865
传　　真	010-62173081
网　　址	http://www.cspbooks.com.cn

开　　本	710mm×1000mm　1/16
字　　数	190 千字
印　　张	15
版　　次	2018 年 9 月第 1 版
印　　次	2024 年 6 月第 2 次印刷
印　　刷	河北环京美印刷有限公司
书　　号	ISBN 978-7-5046-7868-3 / R・2292
定　　价	49.00 元

丛书编委会

主　审　国医大师　李济仁

主　编　王维恒

副主编　杨吉祥　张卫阳

编　者　（以姓氏笔画为序）

王　芳　王　君　王　婷　王维恒

王赛赛　杨吉祥　汪　文　张卫阳

胡　芳　黄　芳　董海燕

内容提要

　　《老祖宗传下来的老偏方·贰：老人小病妙方》是由国医大师李济仁先生亲自主审、十余位中医专家联袂编写而成的大众中医科普力作。针对现代中老年人常见病、多发病的特点，精选了近30种病症，搜集了切于实用、灵验奇效的偏方200余首，并结合中医学理论和现代医学原理，对每首偏方的用药依据、科学原理和适应证进行了深入浅出的分析。本着"弃其糟粕，取其精华"的精神，摒弃了一些缺乏科学性、实用性，甚至对人体不利的民间治疗方法，所选偏方均把安全有效、来源可靠、配方简单、取材方便、易于操作、成本低廉，且有助于读者及患者掌握应用作为立足点，寄希望于教会广大读者更好地爱护自己、爱护家人。

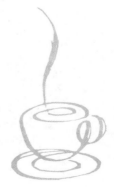

前　言

所谓偏方，指药味不多，大众所未知者，而对某些病症具有独特疗效的药方。自神农尝百草以来，中国传统医药历经五千年而不衰，留下来的偏方更是历久弥坚，绝非西洋药所能替代。

民间素有"小偏方治大病""单方气死名医""不信偏方不治病"之说，几乎有口皆碑，深入民心。例如，治风湿性关节炎，用雪莲花15克，黄酒100毫升，将雪莲花浸入黄酒中，7天后饮用，可达到温中散寒，活血通络，祛湿消炎的理想疗效；若不慎皮肤上生有瘊子，可用牛倒嚼沫适量，涂擦患处，连续7天，可以治愈；一根大葱就能治感冒风寒，还能治许多疾病；一块生姜就可治多种病症；刚摘下的绿叶就能使羊痫风患者马上苏醒……这些民间偏方简单易行，疗效显著，方便实用，花小钱治大病，甚至不花分文就能治好疑难杂症，以至于那些西医和医界名家们也拍案称奇，如非亲眼所见，好像天方夜谭，使人们不得不承认中医之伟大，中国偏方之神奇。

有人说中医药是国粹，更有人说民间偏方是"国宝"，是中华医药宝库中的一朵奇葩。正因为中华医学的博大精深，使得许多当代著名的中医学家辛勤不倦，遍收古今，广采博引，集腋成裘，荟以成集，为本已浩如烟海的中医文献增添了瑰丽的篇章。

偏方是老祖宗代代相传下来的宝贵遗产，为不使这一中华药库之瑰宝失传或流失，使诸多有效的治疗方法造福于广大患者，笔者与同道们多方搜集"切于实用、灵验奇效"之偏方，并在临床上对收集的偏方、单方加以验证，又本着"撷取精华、重在实效"的原则编撰此书，选方立足于家庭，着眼于"简、便、廉、验"。寄希望于使丛书能深入到每一个家庭，成为寻常百姓家庭防病、治病、康复、养生的必备读物。

　　本书广泛搜集了老百姓常用的民间偏方，本着"弃其糟粕，取其精华"的精神，摒弃了一些缺乏科学性、实用性，甚至对人体不利的民间治疗方法，汇编了大量有效、无毒的民间偏方。丛书所收偏方有的来自杏林名家，有的来自家传，有的是佚人秘方，有的是从民间辑录，更多的是编者通过临床实践检验的总结。这些民间偏方防治疾病的范围非常广，涵盖了内、外、妇、儿、五官、皮肤等多科常见病，且组方合理，取材方便，成本低廉，非常适合于现代家庭应用。本书用现代白话文编写，适合不同年龄、不同层次的读者阅读。

王维恒

目 录

人老眼花可防可治，药茶药膳疗效堪夸

症 状	视物模糊，近处看不清东西，常伴眼干涩、头胀痛
老偏方	茶水熏眼方；决明子茶；黑豆枸杞糖；杞菊茶

俗话说"人老眼花"。可古往今来，人老眼明者也众多。据史书载：唐代大医学家孙思邈非常重视眼睛保健，他在年近九旬时，仍"听视聪瞭"。在科学技术飞速发展的今天，眼不花耳不聋的高龄者更是大有人在。

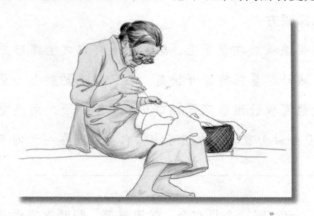

医学上把老花眼称为"能远怯近症"，意思是眼睛看远处较清楚，看近处模糊。中医学认为，眼睛视万物的功能是依赖于五脏六腑精气的濡养，而脏腑的精气均藏于肾，只有肾气足，肾精充沛，眼睛才能得到充分的营养，发挥正常功能。阴精不足，肾精始衰，则视近不清，有的人还伴有头痛眼痛，重影串行。若不注意调养，饥饱失常，目力过劳，悲泣忧郁，贪淫恣欲，则加重耗损阴精。阴精亏而阳热盛，阴精之水不能制伏于火，阴阳失调，水火不济，致目力减弱。

为了防止花眼的过早出现和过快发展，首先应摒弃不良生活习惯，要起居有常，精神愉悦，用眼不过度，适当运动。我在这里推荐几个治疗老花眼的老偏方，对于老年人眼睛的疼痛昏花有显著疗效。

江老年轻的时候一直在制笔厂做笔杆刻字的工作。他年轻时为了多赚些钱，一天工作十几个小时，别的工人平均一天刻大概三千个字，而他一天则能刻将近两万个字。由于过度使用眼睛，刚刚四十多岁的江老，眼睛近处看东西时就出现了疼痛昏花，甚至连五米开外的人也看不清楚。后来朋友向他推荐了一个治疗眼睛昏花的偏方，用茶水熏眼睛。

◎茶水熏眼方

沏一杯浓茶放在桌子上，眼睛置于杯口之上熏眼并用双手捂住杯口，眼睛尽量保持睁开状态。每只眼睛要熏 1～2 分钟，如果感觉太热可以让眼睛离开杯口几秒缓解一下，两眼交替着熏，每次以 10 分钟为宜。此方法可根据自身情况在一天内多次使用。

江老用茶水熏眼一个月有余，效果显著，眼睛疼痛昏花的症状明显改善，于是他一直坚持应用这个方法，现在虽然已到古稀之年，但视力依然很好，可正常读书看报。

过度使用眼睛会导致视线模糊，利用茶叶的热气熏眼，可以消除眼部疲劳、驱除睡意，促进眼部血液循环，对因睡眠不足造成的眼部肿胀（眼袋）可起到缓解的作用，并可使眼部的炎症被抑制和消缓；又可保持眼部的湿润，清热明目，对保护眼睛、恢复视力有极大的帮助。

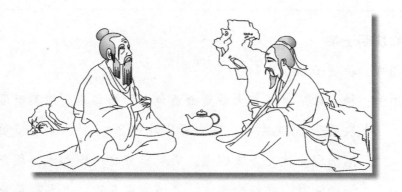

我们知道，茶叶中含有维生素、挥发油和咖啡因等几百种化学成分，经水蒸气传导后，这些有益的物质不仅会对眼球壁中的脉络膜、睫状体产生好的影响，而且还可以对虹膜以及眼球内的晶状体、玻璃体等起到调节作用。于是，视网膜上的感觉细胞就会将兴奋的视神经信息传递到大脑皮质的视感中枢，更加清晰的视觉图像就产生了。

你是否注意过，那些懂喝茶的人，沏上一杯热茶后，不是急于喝茶，而是将茶杯在两眼之间晃来晃去，这是为什么呢？用茶水的热气来熏眼睛。这个看似简单的小动作，对于眼睛的健康可是大有好处。不信你可以试一试，若将两眼处于半闭合状态，然后用冒着热气的茶水来蒸熏双眼，每天重复做几次，肯定会感到眼睛格外明亮。特别是老年人的眼干多由泪腺分泌不足导致，用茶水进行热熏，就能起到缓解眼睛干涩的作用。

此外，用茶水洗眼可明目，也可配上菊花、桑叶、竹叶等同煎水。茶叶含有对眼睛有益的维生素 A、维生素 C 及一些微量元素。用纱布蘸上温茶叶水湿敷眼部，久之可见效果，既有保护视力的功效，还有治疗某些眼病的作用。

治疗老花眼的食疗方中最简便的是饮用药茶。我向周围的中老年人推荐最多的是决明子茶。

◎决明子茶

组成：决明子500～1000克。

用法：拣去杂质，用文火炒至嫩黄色，贮瓶备用。泡茶时取炒决明子20克左右，用白开水冲泡20分钟，水由淡黄逐渐加深，饮之香味四溢。喝剩三分之一即加水，颜色逐渐变深黄，并有咖啡味，可多冲泡几次，直到颜色变淡另换。

决明子为豆科植物决明或小决明的干燥成熟的种子，又名草决明、假绿豆、还瞳子等。功能清热明目，益肾补精，润肠通便。决明子作为药用，历史悠久，成书于秦汉时期的《神农本草经》将其列为上品，认为"久服益精，轻身"。明代李时珍《本草纲目》谓其"妆如马蹄，青绿色……益肾，明目，入眼目药最良"。《广群芳谱》中载："决明子作茶食，助肝益精，治目中诸病。"《江西草药》介绍："决明子炒黄，水煎代茶饮，治高血压。"现代药理研究证实，决明子有降低胆固醇、降低血压、保护视神经、抗菌等作用，其有效成分主要是决明内酯、决明素、维生素 A，以及大黄酸、大黄素等游离的羟基蒽醌类衍生物。这为决明子作为清肝、明目、通便的要药提供了有力的科学依据。

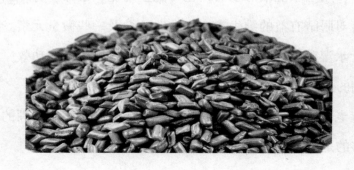

决明子茶色黄，清香，味道甘苦，别有风味。老年人常服决明子茶，可清肝明目、体健寿长。不信吗？那我给你讲个故事：古时候有位老道，虽年已过百，但身体健康、耳聪目明。于是人们竞相拜求延年仙术，老人却说并无仙术，只是常食决明子罢了。古时还有一文人，常饮决明子茶，至晚年体健无病，尤其目力甚佳。曾赋诗曰："愚翁八十目不瞑，日书蝇头夜点星。并非生得好眼力，只缘长年食决明。"已故江苏名老中医叶橘泉（1896—1989）在省委为他庆祝九十华诞之际，把自己编著的养生心得《老人保健要点》一书赠给与会人员，书中有一条养生体验：常饮决明子茶，能有效防治高血压、血管硬化和便秘。无独有偶，辽宁名老中医彭静山（1909—2003）也说，他常饮决明子茶，年过七旬时仍精力旺盛，血压正常，大便畅通，光线充足处不戴老花镜可阅书报。

此外，饮用决明枸杞茶也是不错的选择。用法：取枸杞子、决明子各 12 克，以沸水泡好，频频饮服，可收到滋补肝肾、清肝明目的功效。

民间蕴藏许多食疗偏方，用以治老眼昏花常获神奇功效。曲老先生年届七十六岁，以前一直有早上看报纸的习惯，可是随着年龄的增大，眼睛越来越昏花，以至于戴 400 度的老花镜也只能看十几分钟，否则便会头晕目眩。后经人介绍吃黑豆、枸杞子对眼花、眼昏有疗效，而且还能补充脑力。老人持续服用了一年多的黑豆与枸杞子配制的药方，疗效十分明显。现在读书看报一个多小时也没有出现不适，老花镜的度数也降到了250 度。

◎黑豆枸杞糖

组成：药用黑豆 500 克，枸杞子 50 克，红糖 100 克。

制法：把药用黑豆用水淘洗干净，拣去杂质。黑豆与枸杞子一
起放进锅里加水煮。水面要盖住黑豆约半寸，用大火煮
开后改用小火慢慢煮，直到水熬干豆子也熟了，再加入
红糖搅拌均匀，把糖水熬干后即制作完成，把煮好的黑
豆放入瓶罐中以后食用。

用法：每天早上和晚上各嚼食一勺黑豆，宜长期坚持服用。

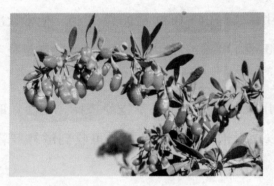

　　这个食疗方有健脾补肾、益肝明目的功效。《本草纲目》言："黑
豆入肾功多……制风热而活血解毒"；唐代陈藏器《本草拾遗》认为，黑
豆属温补之品，能"明目镇心"；古代药典上均认为黑豆可驻颜、明目、
乌发，使皮肤变白嫩。黑豆中维生素 E 的含量比肉类高 5～7 倍，维生
素 E 是一种相当重要的保持青春健美的物质，其所含胡萝卜素有保护视
神经的作用。枸杞子补肝明目，俗称"明眼子"。历代医家治疗肝血不足、
肾阴亏虚引起的视物昏花和夜盲症，常常使用枸杞子，著名方剂杞菊地黄

丸，就是以枸杞子为主要药物。枸杞子含有丰富的胡萝卜素、维生素 A、维生素 B_1、维生素 B_2、维生素 C 和钙、铁等眼睛保健的必需营养。宋朝诗人陆游爱用枸杞子泡茶或做羹汤吃，晚年视力仍佳，依然读书、写诗不辍。曾有"雪霁茅堂钟磬清，晨斋枸杞一杯羹"的诗句描述。因而在我国古代就流传有"要想眼睛亮，常喝枸杞汤"的民谚。

应用这个药方时请注意：①冷天熟黑豆容易保存，热天熟豆子需放入冰箱冷藏，防止变质。②一般服用一个多月就有疗效，但要长期服用，不要间断。③药材市场上有药用黑豆出售，若取用之疗效更佳。药用黑豆不同于普通的黑豆，药用黑豆咬开后里面是绿色，而普通的黑豆里面是黄色。④黑豆及枸杞子都属热性，不可过多食用。

枸杞配菊花的茶饮方，对防治老花眼也很有帮助。

◎杞菊茶

组成：枸杞子、白菊花各 5 克。

用法：将药物放入杯中，用开水冲泡，代茶饮，每日 1 剂，坚持服用 3 个月为 1 个疗程。

功效：滋补肝肾、清肝明目。尤适宜老花眼视物不清者。

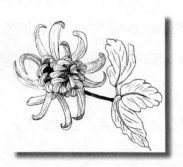

中医在两千多年前就认识到人体衰老的规律。老花眼主要缘于肝肾精血不足，脏腑精气不能上输营养目瞳所致。枸杞子为补益肝肾的要药，也能明目；菊花可以清肝明目，两者配合，一清一补，标本兼顾，对眼睛有明显的保护作用。

总之，中医对老花眼调养的基本原则是宜补肾养阴，益肝明目。中成药可选明目地黄丸、石斛夜光丸等常服，注意服药期间不宜进食辣椒及酒类食品。一些常用中药也有补肾益肝明目作用，如菊花、天冬、生地黄、决明子、山药、山茱萸、枸杞子、女贞子、黑豆等药，常用此类药物制成药粥、药茶服用，同时注意眼睛保健，视力的进一步衰退是可以预防或延缓的。

温馨提示

防治老花眼食疗妙方多

老花眼患者除了要进行配镜治疗、多注意用眼卫生和加强身体锻炼外，还可选用以下食疗方进行治疗。

★红肝丸
取红花10克，与猪肝250克共剁为泥，加芡少许，蒸丸服。此方对血虚兼瘀者适宜；对白内障术后眼中血丝，有提前散尽的作用。

★鸡肝羹
组成：鸡肝1具，大米250克，豆豉20克。

用法：将鸡肝洗净切碎，加大米、豆豉同熬成汤羹，加少许盐调味，温热服食。常服对眼花视物不清有效。

★**胡萝卜粥**

组成：胡萝卜适量，切碎，与大米250克共熬为粥。

此方出自《本草纲目》，可常服，有益无损。尤对夜盲效佳。

★**二子鸡头汤**

组成：青葙子30克，女贞子30克，鸡头2个。

用法：将前二味中药用布包裹，与鸡头同煮，待鸡头烂熟后，食鸡头饮汤。常服对肝血虚，虚火上浮所致的眼疾有效，高血压者头昏尤宜。

★**桑椹糖**

组成：桑椹500克，白糖500克。

用法：取桑椹捣泥煎水，去渣浓缩，再与白糖熬煎，待液起黄色泡并能拔细丝时，倾倒在涂有麻油的大理石石板（或不锈钢板）上，切成糖块，随时当点心含服。此方对肾阴亏损者最相宜。

对于中老年人功能退行性视力减弱，正确选用以上古方食疗可延缓其视力进一步衰退。这些方剂对夜盲症、视神经萎缩、中心性视网膜炎、初期白内障，也有一定的预防和辅助治疗作用。

此外，老花眼患者应多食用水果、蔬菜、豆制品、动物肝、蜂蜜。黑豆有补肾养血之功，老人服用能固齿明目。蜂蜜含有多种氨基酸，可延缓衰老。在平时应以清淡、有营养的饮食为主，可多食用一些牛肉、猪瘦肉、蛋类、鱼类、坚果类、豆制品等高蛋白食物，以及大枣、苹果、西红柿、黄瓜、白菜、菠菜、芹菜等新鲜的水果和蔬菜。

迎风流泪莫担忧，偏方助你告别"老泪纵横"

症　状　迎风流泪

老偏方　槐角饮；苹果皮饮；冰糖炖猪蹄

迎风流泪是中老年人的一种常见病。它虽不痛不痒，又无致死之虞，却令人十分痛苦。

老李今年62岁，可最近却遇到了让他郁闷的事，因为他每天早晚有室外散步的习惯，可近来每当他顶着风快步走在马路上时，就发现眼泪像开闸的洪水一样，哗哗地往下流，有时连视线都模糊了。于是他赶来向我求助。

我向老李详细分析了迎风流泪的原因：眼睛有产生泪液的泪腺和排出泪液的泪道，正常情况下，泪液一部分被蒸发掉，一部分通过泪道流入鼻腔内。有些人对寒冷刺激比较敏感，当眼睛受到冷空气的刺激，泪腺分泌功能增强，便分泌出较多的泪液。同时，泪小管遇到冷风刺激，眼部的括约肌发生痉挛性收缩，这样，本来就比较细的泪小管，不能把过多的泪液马上排出去，便出现了迎风流泪的现象。从中医学角度分析，目流泪水，或见风更多，是由于风热外乘，或肝火外风交郁所致，常伴红肿、畏光等症，属于热泪，宜清肝祛风；肝肾两虚，或悲伤哭泣过久，泪下无时，迎风更甚，眼部不红不痛，称为冷泪，治宜补养。我仔细察看了老李的双眼，眼睑稍松弛，眼结膜发红，排除了泪囊阻塞的可能，确定他属于前一种证型。

针对老李的情况，我给他推荐了"槐角饮"与"苹果皮饮"两个偏方。

槐角饮

组成：槐角6～12克。

用法：水煎服，每日2次，每次500毫升为佳。同时，取10克
　　　盐溶于1000毫升温开水中，制成淡盐水，用消毒纱布蘸
　　　盐水洗眼，要使盐水渗入眼睛，每日3次，每次约5分钟。

槐角又名槐实，为豆科落叶乔木槐树的成熟果实。性味苦寒沉降，凉血止血，泻肝经实火，并能清肝明目，用于头昏目赤肿痛。槐实为保养眼睛的良药，《梁书》载："庾肩吾常服槐实，年七十余，发鬓皆黑，目看细字，非通神之验耶？"近代药理学研究发现，槐实有降压和改善毛细血管脆性的作用。

苹果皮饮

组成：取苹果皮10克，白糖15克。

用法：将苹果皮加白糖入锅，再加入水一起煎煮，直到苹果皮
　　　完全舒展即成。常温后饮用，每日早、晚各1次。

苹果皮味甘，性凉，含有丰富的抗氧化成分及生物活性物质。据分

析，普通大小苹果的果皮抗氧化能力相当于 800 毫克维生素 C 的抗氧化能力。

老李坚持用了 1 周，再到室外散步锻炼时，眼睛清爽无比，再也不流泪了。

俗话说"单方气死名医"，此说并非夸大其词的无稽之谈。像迎风流泪这样的小毛病，眼科医生大多考虑泪道是否阻塞，结果扩张疏通了泪道，治来治去却还是无效果，倒是那些不起眼的民间小偏方能药到病除。君若不信，那我就说个故事给大家听听：那是 15 年前的事了，那一年，农业科技情报研究所的老林两只眼睛见风就流泪，一天到晚，泪流满面，令人不安。当时他去县医院，先后接受西医和眼科医生治疗，不仅没有奏效，反而日趋严重，后来竟连看报、阅文、写字也难以进行，严重影响了工作和生活。第二年的 2 月初，老林因公到农村调研，在乡下听一老农介绍，用冰糖炖猪蹄治疗迎风流泪有奇效。老林回家后马上试了一试，果然验之不爽，而且至今没有复发。

◎**冰糖炖猪蹄**

组成：猪蹄（后脚）7 只，冰糖 350 克。

用法：每天用 1 只猪蹄加冰糖 50 克，
放适量水，置高压锅内煮成
稀烂，1 次连汤服完，或分
早晚 2 次服。连服 7 天即愈。
如没有根治的话，可再服 7 天。

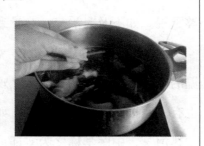

冰糖炖猪蹄能治迎风流泪，说不出什么医学理论依据，然事实却印证了那句"高手在民间"的赞语。

应该明了，"老泪纵横"多半不是病。大部分人的迎风流泪，是属于眼睛对寒冷的正常生理反应，不需太过紧张。正常情况下，泪液是由于眼睛受到各种刺激而产生。一部分泪液被空气自然蒸发，一部分泪液则通过眼泪的流出通道——泪小点、泪小管及鼻泪管流入鼻腔。清晨冷空气的刺激，会使眼睛反射性地眼泪分泌增多，而排泄眼泪的"下水道"，却因为遇到冷空气的刺激而收缩变细，致使眼泪的流出通道变狭窄，部分泪水不能及时排出，因而导致泪水夺眶而出，溢出眼眶，出现迎风流泪的现象。老年人由于眼轮匝肌及泪道的肌肉松弛，泪液泵作用减弱或消失，更易出现迎风流泪。从中医学角度来看，这种功能性的迎风流泪是肝肾亏虚所致，肾主水，肝开窍于目，老年人大多肝肾不足，故发病率最高。故防治迎风流泪，首在养肝益肾。

不过也有一些人属于病理性溢泪，这类患者需要及时治疗。譬如沙眼、干眼症、慢性结膜炎、慢性泪囊炎等眼表的疾病，眼睛因受到炎症刺激，也会致使眼泪分泌增多；而眼睛的异物、息肉、感染化脓、粘连、结石等刺激，可以导致泪道系统狭窄或阻塞，引起泪液排出障碍，即使没有受到寒风刺激，也会"泪流不止"。这些情况都属于病理性溢泪，需要引起足够重视。如不及时治疗，会导致眼部感染，加重迎风流泪的现象。

对迎风流泪的患者来说，流下的并非都是热泪，也有温度稍低于体温的"冷泪"。我们在临床上观察到，多数患者对泪水的温度感不强，但也有人明显感到泪水的温度，如沙眼、泪囊炎等此类炎症患者流下的多是"热泪"，中医学称之为实证、热证，治疗上以清肝泻火明目为主；功能性迎风流泪，也就是中医学所说的肝肾不足患者，则多为"冷泪"，属于虚证、寒证，治疗上应补血养肝护目。

下面再介绍几则有助于治疗迎风流泪的偏方。

 ◎菊花决明茶

组成：菊花10克，炒决明子12克。

用法：沸水浸泡服。

功效：清肝明目，平肝阳。用于肝热目赤，畏光多泪，头昏；

或肝阳上亢，头昏目眩。

 ◎菊杞茶

组成：甘菊花、枸杞子各10克。

用法：每日泡茶作为饮料，如症状较严重者，加巴戟天、肉苁

蓉各10克，一同煎服，效果极佳。

 ◎石膏菊花饮

组成：菊花10克，生石膏25克。

用法：每日煎水作饮料，症状较严重者，另加入黄芩、黄连各5克，

一同煎服，对于眼睛有红肿热痛的炎症者颇有奇效。

◎**枸杞酒**

组成：枸杞子250克，黄酒1000毫升。

用法：将枸杞子与黄酒同入玻璃瓶中，密封浸泡20天即可。饭后饮服50～100毫升，每日2次。对肝肾虚寒属"冷泪"的患者尤为适宜。

◎**枸杞猪肝汤**

组成：猪肝100～200克，枸杞子30克。

用法：猪肝切片，与枸杞子共煮汤，煮半小时后加适量食盐调味食用。

功效：滋补肝肾，适用于肝肾虚头晕、视力欠佳、迎风流泪等病症。

◎**桑叶熏洗方**

组成：干桑叶30克。

用法：加一碗水烧开，每日洗眼3～5次，连用1周。治疗老年人眼睛迎风流泪、沙眼引起的流泪，疗效肯定。

迎风流泪须护眼

餐桌上就有许多可用于防治迎风流泪的药膳，中医学有"青色入肝"之说，故经常吃深绿色的蔬菜可起到养肝护肝的作用，如菠菜、枸杞苗、韭菜等。猪肝、羊肝则能柔肝补血、养阴明目，菠菜滚猪肝汤、枸杞羊肝汤、韭菜炒核桃仁等都是经典的治疗迎风流泪的药膳方。提醒容易流眼泪的朋友：平时应选择清淡饮食，多吃富含维生素A、B族维生素的食物。它们主要存在于胡萝卜、红枣、芝麻、大豆、鲜奶、麦芽之中。此外，枸杞子菊花茶、决明子茶等也十分常用，可治疗目赤、迎风流泪；用枸杞子泡茶喝既营养又护眼，不妨多喝一些。

春季多风，是迎风流泪的高发季节，同时，中医学又有"春季养生养肝为先"的说法，故春季也是治疗迎风流泪的好时机。早上赶着上班和在寒风中晨练的人们，出门时最好佩戴口罩、围脖和防风眼镜，尽量别让冷风直吹眼睛。有干眼症、沙眼、慢性结膜炎等眼表疾病的患者，需在医生指导下使用合适的眼药水，及时治疗。

此外，保证充足的睡眠时间，少熬夜，也是防治迎风流泪的必不可少的日常保健习惯。中医学认为，每一条经络都有固定的"值班"时间，并与人体的脏气相对应，晚上11:00至凌晨1:00为子时，正是肝经的循行时间，"人卧则血归于肝"，故在这个时间段前就能入睡更有助于养肝，达到事半功倍的效果。

车前子与三白散煮鸡蛋，治老年人白内障有殊功

症　状　白内障，不能看清物体

老偏方　车前三子汤；单味车前子煎；三白散

老年白内障是由于年龄的原因而引起眼晶状体变得部分混浊或者全部混浊，使视力下降甚至丧失的一种常见瞳神疾病。中医学认为，此病多因年老体弱，肝肾亏虚，精气日衰，目失涵养所致。临床以视力微昏，眼前常见黑点或黑影随眼球移动，有远望昏矇、近望清晰，或明处视矇而暗处视物较佳，或明处视物清晰而暗处视物则矇，患眼不红不痛，亦无眵泪，视力日渐下降，以致不辨人物。检视瞳神，初见晶体隐隐淡白，或边缘微浊、状如枣花，或成条状；继而日久，瞳色变为纯白；迁延失治则混浊之晶体发生液化，其外观呈乳白色。我们选用车前子清肝明目而不论虚实均可应用，《四声本草》说车前子能"养肝"；《本草纲目》谓其能"去风毒，肝中风热，毒风冲眼，赤痛障翳，脑痛泪出，压丹石毒，去心胸烦热"。《本草汇言》说："车前子，行肝疏肾，畅郁和阳，……同和肝药用，治目赤目昏。"现代药理学研究认为，本品含有维生素 A 类物质及 B 族维生素等。若与枸杞子、菟丝子等益精明目同用，治老年性白内障有较好疗效。

车前子治白内障，用法有两种。

◎ 车前三子汤

组成：车前子 30 克，枸杞子 30 克，菟丝子 15 克。

用法：水煎 2 次，每次取汁 150 毫升，合 2 次煎液混匀备用。

取明目地黄丸每次 6 克，每日 2 次，以三子汤煎液分 2 次送服。

◎ 单味车前子煎

组成：车前子 20 克（1 次量）。

用法：用布包煎（不要包得过紧）半小时，水以没过药包为度。

1 剂药煎 2 次，第一次药液内服，第二次清洗患目。每日 3 次，一般 1 周内可见效。

68 岁的王大爷，患糖尿病有 8 年多，近 3 个月因视物模糊经眼科检查为右眼白内障，因体质虚弱并考虑为糖尿病并发症而不宜手术，要求中药治疗。症见视物模糊，眼部干涩，伴头晕耳鸣，腰腿酸软，大便偏干，烦热口臭，苔薄腻微黄，脉细弱。治以滋肾养肝，平补阴阳，明目消翳。处方：车前子 30 克，枸杞子 30 克，菟丝子 15 克，生地黄 15 克，决明子 15 克，菊花 12 克，山茱萸 10 克，女贞子 15 克，茯苓 15 克，丹参 15 克。每日 1 剂，水煎，分 2 次服。服药 10 剂后，诸症虽有改善，但王大爷嫌煎药麻烦，于是改用"车前三子汤"煎汁送服明目地黄丸，调治 3 个月余，诸症改善而视力提高。继用单味车前子煎巩固调治，半年后随访，白内障已痊愈。《药品化义》认为，"车前子，子主下降，味淡入脾，渗热下行""翳癜障目"之白内障，属肝热、湿浊内阻晶珠，"盖水道利则清浊分""导热下行，则浊自清矣"。因而可用于白内障的治疗。经我们数十年临床验证，单味车前子煎对未成熟的早期白内障疗效卓著，一般都能在1周内见效，服药30天左右可达到治愈的目的。

另一则偏方是"三白散煮鸡蛋"，治老年人白内障确有殊功。

妹夫的老母亲已是78岁高龄，前年因白内障在县医院行左眼手术治疗，左眼的视力虽有好转，但右眼几乎看不见东西。老太太到医院眼科找医生欲做右眼手术治疗，可眼科医生说老人左眼属小眼球、小角膜，眼底检查还有视神经萎缩，不适宜手术治疗。她转而询问我有没有中药偏方可缓解或改善白内障的症状。我告诉老人，成熟的白内障中医治愈有困难，西医目前最好的方法就是植入人工晶状体治疗。既然不能手术，煎中药又不是一二剂所能奏效而且又嫌麻烦，那就试试偏方治疗吧。于是，我给老人开了如下处方。

◎三白散

组成：白术、白及、白茯苓各50克。

制作：上药分别研为细末，经过细筛后和匀，以10克为1包，分装成15包，贮瓶备用。

用法：每天晚饭后、临睡前用制好的"三白散"药粉1包，加适量净水配1～3个鸡蛋煎饼食之。做时用植物油少许，亦可加入少量的面粉和适量食盐，注意药粉要与鸡蛋混合均匀，用文火煎成饼，切不可大火爆煎。

白内障患者若将 1 剂药粉服完一半或全部服完后，感到病情明显好转者，可继续再服 1 ～ 2 剂或数剂，待完全恢复正常方可停药。1 剂药粉可服 13 ～ 15 次，即 15 天为 1 个疗程。初患白内障者 1 剂药粉服完即可治愈。我妹夫的老母亲服了 2 剂后右眼视力明显改善，如今双眼在 5 米内都能看清东西了。

　　这则偏方来自民间，是我们省里的一位黄先生提供的。据黄先生自诉，"三白散"是他们家的家传秘方，经过多年临床施治，已治愈数百例白内障患者。黄先生的父亲在世时，曾嘱咐将其献给大众，以除老年人病痛之苦。经众多病患临床验证表明，"三白散"对于因年老多病、身体虚弱、气血两虚、新陈代谢减退、营养不良或因操心过度而引起的白内障有特效。

　　细细推敲"三白散"治白内障取效的原理，应该是重在其健脾化浊、升阳明目之功。从中医学角度分析，白内障形成的一个重要原因是脾虚不运，湿浊之邪上犯于眼而致晶珠混浊，不能视物。方中白术健脾益气，燥湿利水。《本草通玄》说：白术为"补脾胃之药，更无出其右者，土旺则清气善升，而精微上奉；浊气善降，而糟粕下输"。故用白术为君药治湿浊上犯之云雾移睛实为合拍。茯苓为利水渗湿要药，《用药心法》说它"淡能利窍，甘以助阳"，为除湿化浊之"圣药"。茯苓佐白术，助阳化浊以上利目窍，浊除而睛清目明。白及为生肌敛疮、止血药，有化瘀作用，《日华子本草》还用其治"赤眼"等眼疾；《本草经疏》说"白及，苦能泄热，辛能散结"，对"湿热伤阴之所生"诸眼疾，能起到"入血分以泄热""散结逐腐"的作用，因此，白及对结膜、角膜有一定的修复作用。三药与鸡蛋并用，以取其养阴润燥，补老年人精气之不足，共奏健脾化浊、养阴润燥、升阳明目之功。由此可见，该偏方治疗白内障是有一定科学道理的。

这里还得提一下"三白散"应用时的注意事项。一是在服药期间忌食刺激性食物（如辣椒、大蒜等）和生冷坚硬的食品。二是服药期间房事要尽量减少。再者，正常情况下，1包药粉配3个鸡蛋煎饼。如系高血压患者，可在煎制药饼时，1包药粉配1个鸡蛋煎饼，亦可将大部分蛋黄去掉，光用蛋清。1剂药要连续服完，切忌中途停止。

　　服药期间除了要避免眼睛过度疲劳外，应注意加强营养，供给优质蛋白，注意摄取含维生素 B_1、维生素 B_2、维生素 C、维生素 E 等较多的食物和动物肝脏（如牛肝、猪肝、羊肝等），也要多吃含锌食物（如苹果、花生、柿子、牛奶、鱼虾、牡蛎及豆制品等）。除通过食物补给外，也可在医生指导下适量服用含上述成分的药物，以延缓老年性白内障的发生。

　　提起白内障，西医眼科医生大多认为依靠中医是无法治愈的，只有西医手术治疗才行。其实，中医是可以治疗白内障的。中医学称白内障为"云雾移睛"，是指晶珠混浊，视力缓降，渐至失明的慢性眼病。大多因为年老体衰，肝肾两亏，精血不足，或脾虚失运，精气不能上荣于目所致。故在治疗上需要滋补肝肾、益精明目、健脾益气、升阳明目，能达到这种效果的也就是中医了。

　　此外，中医也有手术治疗白内障的办法，即白内障针拨术。这是在古代眼科"金针拨内障"的基础上，经过改良的一种手术方法，是通过手术将混浊的晶状体移位到玻璃体腔内，而使患者复明。当年，国医大师唐由之就是用中医针拨术治愈了毛泽东主席的白内障，整个手术仅用了短短4分钟！针拨术的适应证为老年性成熟期或近成熟期白内障。本法具有患者痛苦少、术后不必卧床、操作器械简单、方法简便等优点。不过，手术治疗必须由有经验的中医眼科医生施行，年老多病患者尤宜到医院接受这项治疗。

温馨提示

治疗白内障，中医妙方多

★珍珠粉

用法：口服珍珠粉，每次1克，每日3次，2周为1个疗程。视力提高再服2周，以后改为每次1克，每日1次，维持半年。主治老年性白内障。在我国，珍珠粉很早就被用于白内障的治疗，《本草纲目》中明确指出"点目，去肤翳障膜"。《中西医结合眼科杂志》1996年第4期载，用珍珠粉治疗白内障均获满意疗效。研究认为，珍珠粉中含有大量的硒，如果定期服用珍珠粉，体内的硒就可以得到有效的补充，从而使眼睛中的硒含量大大提高，甚至保持年轻时的水平，使其产生足够强劲的光电反应，达到除障明目的最终目的。

★枸杞龙眼饮

组成：枸杞子20克，龙眼肉20枚。

用法：水煎煮服食，每日1剂，连续服用有效。功效：益精养血，滋补明目。枸杞子富含胡萝卜素、维生素及钙、磷、铁等；龙眼肉亦富含维生素B_2、维生素C及蛋白质，均有明目功能，对眼睛十分有益。适于治疗老年性白内障、视力减退等病症。

★女贞子煎

组成：女贞子20克，黑芝麻15克，决明子10克。

用法：水煎服。治疗肝肾亏虚所致视物模糊、腰膝酸软等症。

★黑芝麻饮

用法：黑芝麻炒熟研成粉，每次以1汤匙冲到豆浆或牛奶中服之，并加1汤匙蜂蜜。

功效：黑芝麻富含维生素E，能延缓人体细胞衰老、改善眼球内的血液循环，还含有铁质、蛋白质，能维护和增强造血系统和免疫系统的功能，如再加茯苓粉10克效果更佳，是老年性白内障的理想食疗佳品。

★猪肝枸杞汤

组成：猪肝150克，鲜枸杞叶100克。

用法：先将猪肝洗净切条，同枸杞叶共同煎煮，饮汤吃肝，每日服2次。

功效：猪肝富含铁、蛋白质、维生素A等，能益肝明目，有明显的改善视力的作用。

★夜明砂蒸猪肝

组成：夜明砂6克，猪肝100克。

用法：将猪肝切片与夜明砂拌匀，蒸熟趁热服食。

功效：养肝补肾、益精养血，主治视物模糊不清。

★红枣枸杞茶

组成：红枣7枚，枸杞子15克。

用法：加适量水煎服，每日1剂，连续服用。

功效：红枣富含蛋白质、维生素C及铁、磷、钙等，能补
　　　血明目，有提高视力的作用。

★石斛杞子茶

组成：石斛12克，枸杞子20克。

用法：用沸水泡，代茶频频饮之。功效：滋补肝肾，益精
　　　养血。

★桑麻明目散

组成：霜桑叶100克，黑芝麻100克，青葙子25克。

用法：共为细末，每日服10克，每日2次，连服2周为1个
　　　疗程。

功效：有养血、益肝、明目之功，主治老年白内障。

★山药杞菊地黄丸

组成：炒山药250克，枸杞子200克，熟地黄150克，菊花
　　　100克。

用法：共研细末，蜜丸，每日服15克，每日3次，连服2周
　　　为1个疗程。

功效：有益肝明目之功，可用于早期白内障。

此外，西红柿与胡萝卜对防治老年白内障有裨益。新鲜西红柿，开水烫洗，去皮后，每天早晚空腹时吃1个，或将鲜鸡蛋与西红柿烧汤，调味食用。西红柿富含谷胱甘肽及维生素C等营养，对防治老年性白内障有很好的作用。胡萝卜富含维生素E、维生素C、维生素A等，能补肝明目。经常适量食用，可有效防治老年性白内障。

老年人干眼症，偏方治疗贵在"润"

症　状　眼睛干涩，眼内作痒

老偏方　护眼苦瓜绿茶；霜桑叶汤熏洗方

邱老时年 66 岁，常有眼干、眼痒、异物感、烧灼感、容易疲劳等症状，已历时一年之久。老人自以为是年纪大了，一直没当回事。可近来邱老眼干涩伴眼痒的症状加重，不仅干涩疼痛，异物感、烧灼感异常明显，无奈就得反复用手揉眼睛，以至于眼睑内及结膜布满红色血丝。他实在熬不住了，故来我处就诊。我首先考虑的是老人属肾阴不足，水不涵木，肝肾阴亏，血虚风燥。肝开窍于目，宗"燥则润之"之理，便给他开了杞菊地黄丸。食疗用护眼苦瓜绿茶，局部再用桑叶汤熏洗，以求发挥润眼明目的效果。

◎护眼苦瓜绿茶

组成：鲜苦瓜 500 克，绿茶 50 克。根据个人习惯可适当加入蜂蜜 15 ～ 20 克。

制法：将苦瓜洗净，横剖开，去瓤，切成细条，在通风处阴干后，切碎用温火炒 5 分钟，与绿茶混合装瓶备用。

用法：每次取 6 克，放茶杯中沸水冲泡大约 5 分钟后再加入适量蜂蜜，代茶饮用。

护眼苦瓜绿茶具有清热养阴、润燥明目之功效。方中苦瓜，明代《救荒本草》《本草纲目》已列入，多认为是三宝太监下西洋时从南洋群岛移植过来的。清代王孟英的《随息居饮食谱》说："苦瓜青则苦寒，涤热，明目，清心。……养血滋肝，润脾补肾。"以清为补，清以润之，适宜于老年干眼症。绿茶亦有清热明目的作用，《本草纲目》说："茶苦而寒，阴中之阴，沉也，降也，最能降火。火为百病，火降则上清矣。"绿茶与苦瓜一起泡制，这样一来，绿茶的清香可以去掉苦瓜的苦味，当然也可以加入适量蜂蜜拌匀。这样泡出来的茶，虽然闻起来还有一股苦瓜味，但是喝起来，苦瓜味去除了很多，同时，苦瓜的营养也不会流失，加上苦瓜有降血糖作用，绿茶又有抗衰老、降血脂的功效，可以说，功效是翻了个倍。

◎霜桑叶汤熏洗方

组成：桑叶（经过霜降的最好）15～20克。

用法：将桑叶洗净，水煎去渣，再将药液倒入杯中，先乘热将眼睛对着杯口，微张眼接受热气熏蒸，同时眼珠要不停地转动，以便眼睛能全面得到热气的湿润。待温时用洁净的毛巾蘸药液反复洗眼，再用毛巾浸药液敷眼部，目干昏暗、烧灼不适者把桑叶煎液放凉后湿敷，眼睛没有烧灼感者用桑叶温水湿敷。如此每日3～5次，则能取得润眼明目效果。

中医学认为，肝开窍于目。桑叶清肝养肝，疏散风热，更能明目。桑叶煮汤熏洗以除眼疾，确属一则古老推广偏方。《本草纲目》曰"桑叶乃手、足阳明之药"，能"明目长发"。《本经逢原》谓"桑叶清肺胃，去风明目"。《本草备要》《本经逢原》《本草求真》诸医籍均载有单味桑叶煎汤洗眼方。可见，桑叶熏洗对眼睛的保健作用是经过历代医家验证的，也是简便易行、行之有效的疗法。

邱老用我介绍的简便偏方内服外治，很快就康复了。现在邱老已喜欢上了喝苦瓜绿茶，还经常自采鲜桑叶熏眼洗眼，至今已经三年多再没发生眼干眼痒的毛病。

在日常门诊中，常有一些老年人向我诉说一天到晚总感到眼睛干涩疼痛，只有长时间闭着眼才舒适，有的老人还畏光，看一会儿报纸、电视眼睛就很累，经常眼痒而且有眼内异物感，去医院行眼部检查又无异常发现，这究竟是怎么回事呢？这种现象在医学上称为老年干眼症，即"角结膜干燥症"。这是一种角膜、结膜不能湿润的炎症反应，是因为泪液中的水分或黏液成分不足，泪液无法适当地湿润眼球表面所造成的。干眼症是一种常见病、多发病，除了长期配戴隐形眼镜或长期对着电脑的人群，60—70岁的老人也是干眼症的高发人群。女性特别是绝经后的老年女性，也是高发人群，因为这个时期的女性因激素水平的改变使得泪液分泌较少，造成眼睛干涩。

那么，为什么老年人好发干眼症呢？首先从生理角度上讲，泪液产生于两眼外上角的泪腺，它借眨眼活动涂抹在眼球表面，使眼睛保持湿润、光滑和具有一定光泽。当人进入老年后，泪腺就会因结缔组织增生，分泌泪液相对减少，从而发生眼睛干涩。另外，在老年人的眼角膜表面挂着一层泪膜，此泪膜有三层，从内向外依次分为黏液层、水样液层和泪脂质层，其中黏液层有亲水性，有助于水分的保持，三种成分比例正常，泪膜就能在眼角膜上存留较长时间，保持泪液湿润。若当泪液质和量发生改变时，泪膜在眼角膜上存留时间就会缩短，故而发生眼睛干涩。又因老年人眼角膜上的黏液分泌减少，所以老年人睁眼睛时间越长（如看书、看报、看电视等），就越感到干涩疼痛。

我们再从中医学角度分析，老年干眼症大致可分为以下两种类型。第一是肺阴不足型。患者除了干眼症特有的表现外，还伴有白睛可见血丝、干咳少痰、咽干口渴、便秘等症状。肺具有通调水道，维持正常水液代谢的功能。肺阴不足则会导致其通调水道的功能障碍，眼睛缺乏津液，发为干眼症。

这种类型干眼症的治疗应以养阴、润肺、清热为主，可服用中成药养阴清肺丸。同时配合用桑叶或桑白皮水熏蒸洗眼。方法：桑叶15克或桑白皮6克，开水200毫升，加盖10分钟后用热气熏眼，并且不时转动眼球，每次熏蒸15分钟，每日1次。

第二是肝肾阴虚型。患者除了干眼症特有的表现外，还伴有半夜口渴、腰膝酸软、头晕耳鸣、夜寐多梦等症状。中医学认为，肝藏血，开窍于目，泪为肝之液。肝阴虚则藏血亏虚，血虚风燥则眼睛干涩作痒；又因津血同源，则津液化生之源不足，泪液匮乏，目珠失于濡润而干燥不适。肾主水，肾阴亏虚则津液不足，不能上濡于目，目失津液濡润而发病。由于肝肾同源，所以临床上单纯的肝阴虚和肾阴虚少见，多为肝肾阴虚。

此型干眼症治疗主要是补益肝肾，滋阴养血。可服用中成药杞菊地黄丸，同时配合枸杞子水熏眼。方法：枸杞子6～12克，用手掰碎，开水250毫升，加盖10分钟后用热气熏眼，并且不时转动眼球，每次熏蒸15分钟，每日1～2次。

治老年人干眼症，最简便的方法莫过于药汤、药茶局部熏洗湿敷法，这种方法对于老年人最为适用。清代外治大师吴尚先（师机）说："外治之理，即内治之理，外治之药亦即内治之药，所异者法耳。医理药性无二，而法则神奇变换。"老年人眼干多是泪腺分泌不足导致的，尽管与电脑一族泪膜蒸发引起眼干的机制不同，但用药汤、药茶进行热熏，都能起到缓解眼睛干涩的作用。

药液或药茶熏洗湿敷护眼的具体做法可以概括为：一熏二洗三湿敷。第一步是有的药物可像常规泡茶的方法一样，取所配药物，浸泡，趁热放置眼前，用茶的热气熏眼睛，持续 10 ～ 15 分钟，眼睛就会舒服多了。一方面，药液的热气能加快眼部的血液循环，另一方面血液循环又能促进药的成分吸收，从而实现明目的功效。第二步是等温热时用洁净的小毛巾或纱布蘸药液反复洗眼。接着用毛巾浸药液敷于眼睛局部。下面介绍外用熏洗方数则，供参考选用。

◎夏枯草木贼银花煎

组成：夏枯草 30 克，木贼、金银花各 20 克。

用法：加清水 1500 毫升，煮沸 20 分钟后，取药液熏洗，再浸湿纱布热敷患侧眼睑，纱布干后重新浸湿再敷。每次 15 分钟，每日 2 次，连续 1 周。

功效：夏枯草可清热消肿，木贼、金银花可疏风止痒。药理学研究证实，夏枯草富含熊果酸、齐墩果酸、鞣质及挥发油，具有抗菌、抗过敏作用，能够收缩扩张充血的毛细血管。可治老年人眼干涩疼痛，对缓解过敏性结膜炎所致眼红、眼痒也有很好的效果。

◎蝉菊煎

组成：蝉蜕10克，菊花6克。

用法：上药加水250毫升，煎沸过滤去渣取汁。临用时，将药液倒入瓷杯内，先微张眼对着杯口让热气熏眼，待温用纱布蘸药液洗患眼。反复洗之，每日洗3次。接下来可湿敷。此方来源于清代名医吴尚先的《理瀹骈文》。

功效：祛风清热。适用于眼干涩、眼痒。

◎菊花五味煎

组成：白菊花15克，蔓荆子5克，荆芥、防风各5克，薄荷9克。

用法：上药加水适量，煎沸去渣取汁，备用。临用时，将药液倒入碗或杯内，趁热先熏后洗患眼。每日熏洗3次。

功效：疏风、散热、止痒。适用于目痒、干涩疼痛。

◎乌贼骨盐汤熏洗方

组成：食盐12克，海螵蛸（乌贼骨）4枚。

用法：将海螵蛸研为细末。上药加水1碗，煎数沸后，将药液倒碗内，待温洗目，每日早、晚各1次。此方来源于《华佗神医秘传》。原题"古代真本"，汉代华佗元化撰；唐代孙思邈编集。

功效：消炎止痒。适用于目痒。

此外，在预防干眼症上有几种比较常见的中药，可以用来熏眼，起到缓解眼睛干涩的作用，除了清肝明目的菊花、枸杞子比较常用，补肾明目的石斛、明目通便的决明子和滋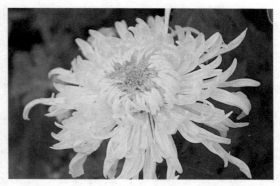阴润燥的麦冬，都有明目的功效。不妨选择其中某一味，如上法煎水熏眼，定当大有裨益。

我们在此介绍了多则眼部熏洗湿敷方，但仅就熏眼法而言，还是需要提醒老年朋友：眼睛伴有炎症的朋友，如结膜炎患者，要避免使用热熏法，因为热气可能会增加炎症的分泌物，对眼睛不利。

最后，介绍几则能滋阴生津、润燥明目的简便食疗方，或许对老年干眼症的患者有帮助。

◎ 五味蜜茶

组成：北五味子6克，密蒙花6克，绿茶5克，蜂蜜30克。

用法：首先将五味子倒入锅内，略微翻炒出香味后关火，放置一边备用。在锅内加水，水开以后加入密蒙花、绿茶、翻炒过的北五味子，同煮3分钟左右，然后关火将煮好的水倒入茶壶内，等水微凉以后加入蜂蜜拌匀调味，即可饮用。

功效：养阴清热，缓解眼干，增强视力。

◎清热明目茶

组成：生地黄9克，麦冬9克，菊花9克，金银花9克。

用法：将生地黄、麦冬、菊花、金银花一同加入茶壶内，用沸水冲泡后，闷上20分钟左右，即可饮用。

功效：清热解毒，滋阴明目。对阴分不足兼有风热之眼干涩、目赤痒痛有一定的疗效。

◎决明子明目茶

组成：决明子10克，菊花5克，山楂15克。

用法：决明子略捣碎后，加入菊花、山楂，以沸水冲洗，加盖闷约30分钟，即可饮用。

功效：主治头部晕眩，目昏干涩，视力减退。

◎石斛杞菊茶

组成：石斛15克，枸杞子15克，女贞子15克，菊花10克。

用法：煎汤代茶饮。

功效：以石斛、菊花养阴清热、明目，枸杞子、女贞子补养肝肾。用于肝肾阴虚，目昏眼花，视力减退。

◎**枸杞子茶**

组成：枸杞子9克。

用法：每日泡开水当茶常喝。

功效：枸杞子滋补肝肾，有明目的功效，常喝可以有效改善眼
睛干涩、疲劳的症状。

◎**决明菊花山楂茶**

组成：决明子10克，菊花5克，山楂15克。

用法：或以上三味按一样比例，以沸水冲泡，加盖闷约30分钟
即可。

功效：用于肝胃积热，饮食不香的干眼症结患者。

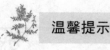
温馨提示

请记住老年干眼症康复要点

★注重饮食营养

防治干眼症，应注意在饮食上不要过于清淡，多食富含维生素A的食物，如动物肝脏、肉、蛋、奶，红黄色蔬菜水果如胡萝卜、南瓜、香蕉、红薯、番茄、柿、桃等，只要掌握适量，保持平衡膳食，是不会引起高血压、动脉硬化、冠心病等。记住多喝水，这对减轻眼睛干燥是有帮助的。

★注意饮食禁忌

少食辛辣刺激性食物。无节制地吃辣可能直接伤及眼睛，使眼睛有烧灼感，眼球血管充血而造成视物不清。若长期辛辣刺激会提前发生结膜炎、眼底动脉硬化、干眼症和视力减退等老年性疾病，而且对老年干眼症患者的康复不利。

★学会自我保健

避免眼球长时间暴露在空气中，看电视、电脑或其他东西时，不要长时间瞪着眼，要不断地眨眨眼，让泪液润滑一下眼球。老花眼、近视眼、散光等患者，要戴合适度数的眼镜，矫正眼睛的屈光不正，但不宜戴隐形眼镜，若必须戴隐形眼镜时，时间也不可过长。老年人的眼睛血液循环不好，应经常做眼保健操或轻轻按摩眼睛，促进眼睛的血液循环，防止泪腺萎缩老化。

★全身健康防干眼

子女平时要注意老人是否有眼干、眼痒、异物感、烧灼感、容易疲劳等症状，如果存在，应及时就诊。室内可用加湿器提高环境湿度；让老人少吹风，少吹空调，减少注意力集中的工作，来配合缓解干眼的不适。

此外，眼睛干涩不适，看东西模糊不清时，要到医院做眼科检查确诊，以防与其他眼病相混淆而妨碍治疗。需要特别注意的是，切莫乱用眼药水，以免加重病情。

人面流涎真尴尬，妙方让你不再"垂涎三尺"

症　状　口水多，睡时流涎湿枕头
老偏方　白术益智饮；摄涎饼；白术糖

　　78 岁的张老先生，白天嘴角经常流口水，弄得衣服湿漉漉的，在人面前感到十分尴尬；晚上睡觉也有流口水的情况，他的衣肩和枕巾总有异味。张先生对此很苦恼，他的子女也不知道如何解决。于是，他在儿子的陪伴下找到我，希望能用中药治好他流口水的毛病。我当时考虑老人是脾胃虚寒，脾气虚"脾不摄津"，故为之处方：黄芪 30 克，山药 30克，白术 15 克，茯苓 12 克，益智 15 克，猪苓 9 克，泽泻 9 克。药用 5剂，张老流口水的情况得到改善。中医学认为，脾开窍于口，在液为涎；脾气虚弱，固摄失职，水液不循常道而从口中流出为涎。方中白术、山药、黄芪健脾益气；茯苓、猪苓、泽泻健脾渗湿，使水道通调，水液循其常道；益智摄涎止唾。全方共奏健脾益气，摄涎止唾之功，故而有效。张老希望我给他一个能长时间服用的小偏方，以便能坚持服药巩固疗效。这个偏方就是白术益智饮。

◎白术益智饮

组成：生白术 15 克，益智 15 克。

用法：加水煎 30 分钟，剩一小碗药汁，放入适量的白糖，每日 1 剂，2～3 次分服。

张老按上方服药一个月，流口水的毛病慢慢消失了。张老唯恐复发，但又嫌煎药麻烦，为巩固疗效，我给他介绍了一个简便的食方——摄涎饼。

◎摄涎饼

组成：炒白术 30～50 克，益智 30～50 克，鲜生姜 50 克，白糖 50 克，白面粉适量。

制法：先把炒白术和益智一同放入碾槽内，研成细末（也可请药店代为加工成粉末）；把生姜洗净后捣烂绞汁；再把药末同白面粉、白糖和匀，加入姜汁和清水和匀，做成小饼 15～20 块，放入锅内，如常法烙熟，备用。

用法：早晚 2 次，每次 1 块，嚼食，连用 7～10 天。

看了摄涎饼的食疗配方就知道，方中药物主要还是白术与益智，只是加了温中散寒兼有调味作用的生姜汁，还有作为甜味调味剂的白糖，其

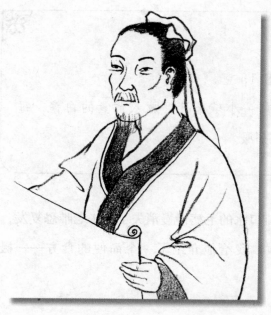

功效与白术益智饮基本是一致的。顺便在这里提醒一下：对于老年人因口腔溃疡、口疮、口糜所致的流涎，是不能服用本方的。张老如法服食近三个月，流口水的毛病彻底痊愈。如今已时逾三年，再也没有在人前发生"垂涎三尺"的尴尬事了。

流口水，中医学一般称为"多涎症"。是指唾液分泌过多，频繁吞咽或吐出，甚至自行流出口外。其原因大致有以下几种。

一是脾胃虚寒。首先我们不妨了解一下脾与"口水"（中医谓之涎唾，西医称为唾液）的关系。中医的经典著作早在二千年前《素问·宣明五气论篇》在论五脏化液时提到"脾为涎，肾为唾"。由于涎出于口，口为脾窍，故脾主涎，涎为脾液。张景岳曰"唾出于舌下，足少阴肾脉循喉咙挟舌本也"，故肾主唾，唾为肾液，可见人们泛称的唾液包括涎和唾，属脾、肾所主。然而"脾气通于口""口为脾之官"，高士宗论五脏化液时说："化液者，水谷入口，津液各走其道，五液受水谷之精，淖注于外窍而化为五液也。"可见脾对唾液的作用是主要的，较为直接。

我们说流涎症口水多通常是由脾胃虚寒引起，这是有充足理论依据的。《素问·宣明五气论篇》早就指出"诸病水液，澄沏清冷，皆属于寒"以及"五气所病，脾为吞。……五脏化液，脾为涎"的说法，通俗来讲，是指如果一个人口水流得比较多，颜色又比较清，吞之不尽，中医学认为是脾胃虚寒引起的。老年人由于气血虚弱、脾胃虚弱，又常常有基础疾病的存在，所以更容易出现流口水的现象。在中医的另一本经典著作《伤寒论》中，被人们尊奉为"医圣"的东汉名医张仲景就说："大病差后，喜唾，久不了了。"都说明了脾胃虚寒可以引起口水较多。这里要友情提醒一下，这里的"差"，是"瘥"的一种写法，在过去是"疾病痊愈"的意思。

西医一般都认为，当患口腔黏膜炎症以及神经麻痹、脑炎后遗症等神经系统疾病时，因唾液分泌过多，或吞咽障碍所致者，为病理现象。而假如是本身无其他疾病，只是单纯在白天口水多无法自控地流出或睡梦中流口水，就如张先生这种状况，就是因脾虚导致。中医学认为，"五脏化液，脾为涎。口为脾窍，涎出于口，涎为脾之液"，即为脾统摄液体，当脾胃虚寒、阳气亏虚会引起脾功能失调，无法运化津液，造成白天流口水且睡觉流涎的症状。

那么，又该如何调治呢？既然流口水这个"小毛病"是脾胃虚寒引起的，也就是说脾胃的动力、火候不够了，那么，加点动力、补充一下热度，不就可以解决了吗？所以，用白术益智饮、摄涎饼治疗是契合病机的。方中益智性味辛、温。功能温脾止泻摄唾，暖肾固精缩尿。可用于脾寒泄泻，腹中冷痛，口多唾涎，肾虚遗尿，小便频数，遗精白浊。晋代郭义恭在《广志》说它"含之摄涎秽"。《医学启源》言能"治脾胃中寒邪，和中益气。治人多唾，当于补中药内兼用之"。补中药用白术则实属精准。白术苦、甘、温。归脾、胃经。功能健脾益气、燥湿利水、止汗、安胎。常用于脾虚食少、腹胀泄泻、痰饮眩悸、水肿、自汗、胎动不安。《名医别录》说它治"目泪出，消痰水，……益津液，暖胃"；《药性论》谓能"开胃，去痰涎"。《本草求真》"白术其性最温，……为脾脏补气第一要药也"；《本草崇原》

云 "凡欲补脾，则用白术"。二药相须为伍，卓然彰显奇功。

提起补脾要药治流涎，这里还有一则简便而有效的食疗方，那就是白术糖。

◎**白术糖**

组成：生白术 60 ～ 120 克，绵白糖 100 ～ 200 克。

制法：先将生白术晒干后，研为细粉，过筛（也可在药店购药时请代为加工成粉末）；再把白术粉同绵白糖和匀，加水适量，调拌成糊状，放入碗内，隔水蒸或置饭锅上蒸熟即可。

用法：每日服15 ～30 克，2 ～3 次分服，温热时嚼服，连服7 ～10 天。

功效：健脾摄涎。适用于老年人流涎。

我用此方治老年人流口水及小儿流涎（剂量减半）多例，疗效均十分满意。老年人脾脏虚寒的流涎证，症状上都有共同点：那就是口水清澈，色白不稠，大便不实，小便清长，舌质胖嫩，舌苔薄白。对于老年多涎属脾胃虚寒者，小偏方还很多，兹列举一二，以飨读者。

◎**姜糖神曲茶**

组成：生姜 3 片，神曲 1 块，食糖适量。

用法：将生姜、神曲、食糖同放罐内，加水煮沸即成。代茶随量饮或每日 2～3 次。

功效：健脾，温中，止涎。

◎薏仁山楂茶

组成：薏苡仁 100 克，生山楂（鲜的更好）20 克，水 650 毫升。

用法：文火煮 1 小时，浓缩汤汁分 3 次空腹服食，每日 1 剂，
　　　连服 7 天。

功效：利水，消积，止涎。

◎白术绿茶饮

组成：绿茶 1～2 克，白术 10～12 克，甘草 3～5 克。

用法：后二味水煎取汁，加入茶叶即可。每日 1 剂，当茶饮。

功效：健脾祛湿，治脾虚而不能摄津之流涎。

　　老年人流口水的第二个原因是肾失摄纳。《素问》有"肾者主蛰，封藏之本，精之处也"的说法，意思是说，肾之功能正常，则人体自我保存"精气神"的功能才会正常，才不会出现"肾不纳气""肾不化精"的现象。从临床意义上讲，如果是老人，排除了帕金森病、中风、面瘫、口腔附近炎症等疾病的情况下，仍易流涎，则要考虑是否为脾胃不好或肾亏。更进一步的分析认为，老人与成人流涎，共同点都为脾胃功能不好，

但是老人较成人而言，又多增加一个因素——肾亏。人随着年龄的增大，加上年轻时一些不健康生活习惯的影响，到了老年，肾阳多亏虚。因此，老人流涎，除了健脾益气外，还需温补脾肾。

再者，对于那些患有慢性支气管炎、慢性阻塞性肺气肿、哮喘等疾病的老年朋友，由于西医的常规治疗中往往包含了泼尼松等激素，而激素又往往可以引起肾阳虚衰的现象，肾虚则封藏不固，肾不纳气则喘甚，肾不化精则水液上泛为涎。简单来说，就是多用激素可以引起肾阳虚，肾阳虚了就会出现口水增多的现象。而这些老年朋友又常有畏寒怕冷，腰膝酸软，食纳不佳，大便稀溏甚至五更泄泻的症状，所以，治疗上也应该补补火，只是这次补的火更多的是针对"肾阳虚"。补火建议你用益智粥或益智内金芪术饮。

◎**益智粥**

组成：益智60～100克，白茯苓60～100克，大米30～50克。

制法：先把益智同白茯苓烘干后，一并放入碾槽内研为细末（也可购药时请药店代为加工成粉末），贮瓶备用；将大米淘净后煮成稀薄粥，待粥将熟时，每次调入药粉6～10克，稍煮即可；也可用米汤调药粉6～10克稍煮。

用法：每日早晚2次，每次趁热服食，连用5～7天。

功效：益脾，暖肾，固气。适用于老年人尿频、夜尿多，及老年人流涎。

这个方剂来源于明代医家徐用宣的《袖珍小儿方》，在清代太医院庄应祺补充为10卷的《补要袖珍小儿方论》中有载，本为治小儿流涎而设。近人经临床验证，用本方增加剂量治老年人流涎多能获得较好疗效。

◎益智内金芪术饮

组成：益智仁10克，鸡内金10克，生黄芪15克，白术12克。

用法：将上药水煎，每日1剂，分3次口服。4剂为1个疗程。

功效：温阳补肾，益气摄涎。用于老年人流涎有一定疗效。

　　中医学强调辨证施治，老年人流涎的原因虽以脾、肾虚为主，但有虚必有实或虚中夹实，也是老年人流涎的第三个原因：脾经蕴热。

　　脾经湿热造成的流涎，表现在口水较稠，浸湿胸前，进食时更多，伴有面色潮红、大便偏干、小便短少、舌红、苔薄黄等。其病因是素体阳盛或食积化火，致使脾经积热，而廉泉不能约制而成。故治疗应用清泻脾热之法，可服用泻脾散。下列小偏方可参考选用。

◎青果茶

组成：青果10克，石斛15克，灯心草2克，生地黄15克。

用法：加清水400毫升，煮取100毫升药液，再与雪梨汁50毫升混合后饮用，可按此法连用7～10天。对热邪壅滞之流涎有良效。

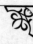

◎竹叶陈皮大枣茶

组成：竹叶 10 克，陈皮 10 克，大枣 7 枚。

用法：将大枣、陈皮、竹叶加水一并煎服。每日 1 剂，分 2 次饮服，
连服 3 ～ 5 剂。

功效：健脾益气，止涎。适用于心脾有热的老年人流涎。

◎滑石饮

组成：生石膏 30 克，滑石（布包）30 克，甘草 6 克。

用法：水煎 2 次，混合 2 次所煎药汁，上、下午分服。每日 1 剂。

功效：清热泻火，利湿止涎。适用于脾经湿热壅盛之老年人流涎。

◎丝瓜根煮瘦肉

组成：丝瓜根（切片）50 克，猪瘦肉 200 克。

用法：加水共煮至肉熟烂，分 3 ～ 4 次服。每日 1 剂，连服 3 剂。

功效：清热，解毒，消肿，止涎。用于喉风肿痛，口舌生疮，
热毒壅盛之老年流涎。

◎桑皮饮

组成：桑白皮 15 ～ 30 克。

用法：将上药加水 200 毫升，煎至 120 毫升，分 2 ～ 3 次口服。每日 1 剂，5 剂为 1 个疗程。

功效：桑白皮味甘、辛，性寒，归肺、脾经。能清宣肺脾之热，故可治老年肺脾蕴热之流涎症。

 温馨提示

老年人流涎多，要警惕可能是疾病的征兆

生活中很多老人会不由自主地流口水，大家往往会认为是衰老的一种表现，不太在意，其实这很可能是疾病的征兆。仅就与疾病相关的因素而言，流涎是一种征象，有些并非是唾液分泌过多，而是不能咽下所致。帕金森病患者常有流涎症状，其原因主要是面肌处于"僵直状态"而不能行使正常功能。口腔异物如局部义齿修复后有可能促使唾液暂时分泌增多。口腔恶性肿瘤，特别是舌或口底癌晚期、口咽癌等，因咽下困难、疼痛，流涎也是常见现象。有些三叉神经痛患者害怕触发"扳机点"，唾液外流而不敢咽下或擦拭。此外，还有老人戴假牙（义齿）时，出现口腔炎、咽炎、舌

炎、齿龈炎等疾病；中风及其他脑血管疾病之后，也会导致口水过多的现象。老人睡觉时流口水，多是睡觉姿势不当引起的，但若长期如此，则可能是口腔不卫生、牙齿畸形、神经调节发生障碍、服用某些抗癫痫类药物等引起的，需要警惕。

一般地说，老人口水多，大多是因为脾肾器官老化导致津液不能正常运转而出现。针对这些现象，要对症治疗。脾肾虚弱的老人，可以多吃一些补中益气的食物，如山药、红小豆、薏苡仁等；中医按摩也能有效缓解症状。对于戴假牙导致口水多的老人，应及时修理假牙，坚持戴1～2周后，流口水的现象也会慢慢消失。有口腔炎症的老人，要尽快到医院就诊，确定病因，对症施药。中风后遗症导致口水多的老人，应在治疗心脑血管疾病的同时，加强锻炼，做一些简单的面部操或进行针灸治疗，对减少口水多的情况，也有一定的辅助治疗作用。

教你三招，轻松解除酸不溜丢的"酸倒牙"

症　状	进食冷、热、酸、甜食物时，牙齿酸痛
老偏方	咀嚼茶叶；咀嚼核桃仁；咀嚼大蒜

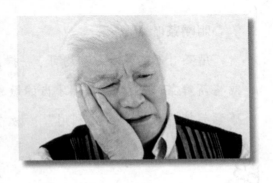

你是否有过喝冰水、吃冰棍或甜食，就连吃草莓、菠萝、猕猴桃等甜酸水果时也会觉得牙齿酸酸软软的，以为得了蛀牙，跑遍大小诊所、医院得到的答案却是"你没有蛀牙啊？""这种现象会慢慢消失的，不需要处理，不必太过紧张！"其实，这就是所谓的牙本质敏感或称之为牙齿感觉过敏症，也就是人们常说的"酸倒牙"。

一般情况下，牙齿健康的人不会受到"酸倒牙"的困扰，而有龋齿、缺损牙齿和有牙周病的人容易出现"酸倒牙"。由于牙釉质被磨耗，使下面富含神经末梢的牙本质暴露，当吃草莓、菠萝、猕猴桃等甜酸水果时，就容易引起"酸倒牙"，而影响进餐。大约有 15% 的成年人有牙根敏感的病状，通常 30—40 岁为多发期，中老年人更是高发人群，可能是因为年龄增长，牙髓腔变小，牙本质敏感度也变小的缘故。

前不久的一次老战友聚会，大家买了好多水果。老张看着鲜红的草莓忍不住吃了一个，没想到一下子牙齿就又酸又痛，吃饭时连豆腐都不敢碰。有句话说得好，"牙好，胃口就好"。这下，牙出了问题，老张吃什么都不香。就这样持续了两天，老张实在撑不住，才去了医院。牙科医生仔细检查了老张的口腔，告诉他既不是牙龈发炎，也没有龋齿，只不过是牙齿感觉过敏症。

牙科医生没有给老张做什么特殊的治疗，而是为他提供了以下三个解除"酸倒牙"的偏方。

◎咀嚼茶叶

用茶叶（花茶、绿茶均可）一撮，放在嘴里咀嚼 5～10 分钟。或将新鲜茶叶直接放置于牙齿的敏感部位轻轻咀嚼。过夜茶不要随意丢掉，可以"废物利用"，放在口中尤其是过敏的牙齿部位咀嚼一下。

"酸倒牙，嚼点茶"。防治酸倒牙的一个简便方法，就是利用我们身边随处可见的茶叶。早在宋代的《东坡集》中就记载有用浓茶漱口及饮茶防龋齿治牙病的实践过程。苏东坡在杂记中的《漱茶说》记有"每食已，辄以浓茶漱口，烦腻即去……缘此渐坚密，蠹病自己"。

现在我们知道是因为茶含有氟，有防龋作用。研究表明，茶叶中含有丰富的茶多酚和氟化物等成分，茶多酚具有消毒、杀菌之功效，它不但能抑制龋齿菌的生长，还能增强牙釉质的抗酸能力，而且在有氟参与的情况下，抗酸能力会出乎意料地增强。

再者，茶叶中的氟离子对牙齿有很好的保护作用，它与牙齿的钙质有很大的亲和力，这就像给牙齿加上了一个保护层，能坚固牙釉质，并能防止口腔中形成过量的酸性产物。需要提醒老年朋友的是，用咀嚼茶叶的方法来治疗牙齿酸痛时，不必选用高档茶，因为高档茶的含氟量反而较低。

另外，茶叶中所含藻酸可使牙本质小管的蛋白质发生凝固，而减轻牙本质过敏症状；茶叶中所含的鞣酸也可以降低牙神经的敏感性。

◎咀嚼核桃仁

每次咀嚼2～3个核桃仁，既可生吃，也可熟食。每日嚼食3次，咀嚼时间越长，疗效越好。因为核桃仁为碱性食物，放在口中慢慢咀嚼，可中和牙齿表面的酸性物质，从而减轻牙齿酸痛症状。

嚼核桃，牙更牢。现代人常遇到牙齿敏感的问题，"怕冷、怕热、怕酸、怕甜"似乎成了如今牙膏广告形容牙齿敏感时出现频率最高的词。其实，我们的祖先早就用核桃解决了这个问题。很早以前，唐末五代时期的一部著名本草书《日华子本草》就载有此方，谓"食酸齿：细嚼胡桃即解"。胡桃就是核桃。这里说的是，吃食物遇到牙齿酸痛时，细嚼核桃就可以得到缓解或解除其症状。核桃仁具有一定的硬度，食用时的大力咀嚼不仅使口腔功能得到锻炼，还能刺激唾液分泌，提高口腔的自洁能力，减少口腔中致龋菌的数量，降低牙菌斑产生的酸性物质的酸度，从而降低龋齿发生的概率。

研究表明，核桃仁富含脂肪酸，占40%～50%，蛋白质的含量也较

丰富，且含有多种维生素、18 种
氨基酸及人体必需的微量元素
钙。嚼食核桃仁，其中的油脂和
鞣酸等物质能渗透到牙本质小管
内，使牙本质小管中的蛋白质凝
固，从而起到脱敏的作用。并且，
蛋白质、脂肪和钙也可通过化学
变化起到辅助治疗的作用。

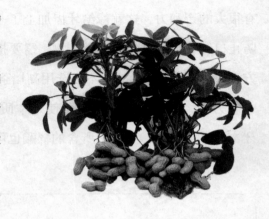

　　此外，采取饮食疗法如核桃汤治疗牙本质过敏症也有非常好的疗效。
方法：将核桃仁、栗子肉各 25 克，枸杞子 15 克放入药锅内，倒入 2 碗清水，
用文火煎至 30 分钟，即可服用。每日 1 剂，分 2 次温服，喝汤食核桃仁、
栗子肉、枸杞子，连服 10～15 天。治疗期间忌食辛辣之物。此方补肾壮骨，
固齿脱敏。常服治牙本质过敏症有良效。

◎咀嚼大蒜

　　方法有 3 种：①将蒜片放在酸痛的牙齿上，慢慢咀嚼；②用
生大蒜的新鲜断面反复涂擦过敏区；③采用碎大蒜涂搽法，先将
大蒜捣碎，然后用棉球蘸大蒜碎屑涂在过敏牙齿的牙根部，吹干
再涂，如此反复几次，即可脱敏。经大蒜碎屑涂擦，吃酸、甜、冷、
热食物时再也不感酸痛。

　　"慢嚼蒜，牙不酸。"早在唐代，王焘的《外台秘要》就记载"独

头蒜，煨，乘热切熨痛处"，可治"牙齿疼痛，亦主虫痛（龋齿所致的牙齿酸痛）"。大蒜中所含大蒜素等成分可降低牙齿的敏感性，具有一定的脱敏作用。据我多次体验，发生酸倒牙时，每咬少许大蒜，慢慢咀嚼，往往一瓣蒜用不完，酸倒牙即可解除。其缺点是，在咀嚼大蒜时对口腔黏膜有较强的刺激性，如果想提高脱敏效果，也可以按照下面的方法对大蒜素进行萃取提纯，制成大蒜酊。

◎大蒜酊

制法：将大蒜 70 克去皮，切碎置于瓶中，用 95% 乙醇 100 毫升浸泡 1 周，以双层纱布过滤备用。

用法：以小棉球蘸浸出液，涂布牙本质过敏区数分钟，吹干即可。

民间流传的关于防治酸倒牙的偏方很多，嚼花生治酸倒牙就是其中之一。河北的一位署名禄法的老先生在 2010 年第 2 期《家庭医药》上曾介绍："我年逾七十时，两侧后槽牙的牙釉质磨耗严重，对冷、酸刺激特别敏感，经常发生'酸倒牙'（牙齿酸痛），影响正常进餐。严重时因牙怕碰触，连刷牙都很困难。2009 年初春的一天，我吃了几块沙琪玛，未漱口，过了约 2 个小时，又吃了几颗生花生，结果引发'酸倒牙'。但当我坚持嚼了几粒花生后，'酸倒牙'居然消失了。后来，一旦有'酸倒牙'发生时，我就嚼花生（熟的、生的均可）。少则三五粒，多则十粒八粒，几乎都能生效。"

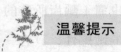

防治"酸倒牙"的常用方法

(1) 选用软硬适度牙刷，温水漱口。

(2) 避免冷、热、酸、甜食物刺激。

(3) 采用含脱敏成分的牙膏刷牙或局部涂搽。

上方所说嚼食花生能治牙过敏，其机制不明，也未见有相关临床报道。不过，花生含有多种天然芳香物质，其气味清新自然，嚼食生花生对除口臭有一定效果。近年研究发现，花生所含 β-谷甾醇对口腔细菌有抑制作用，而花生中富含的白藜芦醇具有高效抗氧化和抗过敏功能，这是否说明花生可以抗牙齿过敏，尚需进一步证实。

此外，嚼一两根葱叶也能治因吃酸东西造成的酸倒牙，诸君不妨试一试。

防治"酸倒牙"要科学使用脱敏牙膏

人到老年，肾气渐亏，牙齿松动者有之，掉牙缺齿者有之，如果再遇上"酸倒牙"的毛病，那可真是"牙不好，口味倒""牙齿不健康，吃嘛都不香"。

那么，如何防治"酸倒牙"呢？目前应用较为普遍的是采用含脱敏成分的牙膏刷牙或局部涂搽，同时要注意养成良好的刷牙习惯。

★科学地应用脱敏牙膏

脱敏牙膏是针对牙齿敏感所设计的一款牙膏。如舒适达、洁丽宝、两面针、冷酸灵、佳洁士、高露洁等冠以"脱敏牙膏"的品种，市场上就有近二十种之多。对于爱"倒牙"的人士来说，脱敏牙膏可从一定程度上缓解牙齿的过敏症状，因此市场上林林总总的脱敏牙膏成为不少"倒牙"患者的首选。

所谓的"脱敏牙膏"只是一个笼统的称谓，实际上由于成分不同，脱敏牙膏种类也较多，有主要含氟的、有含锶盐的、有含硝酸钾的、有含抗生素的，还有一些中草药制剂的。其主要作用是帮助钙盐沉积，堵塞牙本质小管，减轻牙齿过敏。用脱敏牙膏刷牙时，应将膏体涂在牙齿过敏区3～5分钟，以便让药物成分充分与牙齿接触。每天早晚要各刷1次，每次不能少于3分钟。此外，含漱具有脱敏作用的药剂，常用的有3%的氯化锶溶液，每日含漱3～4次，每次3分钟，使药液充分接触牙齿过敏区。注意：在治疗期，每次刷牙要避免过度刺激过敏区。

脱敏牙膏主要用于牙本质过敏的人群，但是其有效成分在降低牙本质敏感的同时，也在一定程度上降低了牙齿对龋病的敏感性，如若长期使用，能提高患龋齿的风险。还有，脱敏牙膏中有很多产品所含的微粒比较粗糙，长期使用会损牙齿的光洁。因此，如果没有牙本质敏感的人群，最好用含氟牙膏。对容易倒牙的人来说，可以用脱敏牙膏辅助缓解症状，但不要长期使用，建议用2～4周即可。之后，应换含氟牙膏。

★养成良好的刷牙习惯

某些人刷牙方法不正确，用"拉锯式"横刷，时间久了会在牙颈部刷出一道"V"形沟，称为楔状缺损。由于楔状缺损的底部靠近牙髓神经，所以酸、甜、冷、热等因素都会对神经造成刺激，引发"酸倒牙"。正确的刷牙方法应为不损伤牙齿及牙周组织的竖刷法。刷上颌后牙时，将牙刷置于上颌后牙上，使刷毛与牙齿成45°，然后转动刷头，由上向下刷，各部位重复刷10次左右，里外面刷法相同。刷下颌后牙时，将牙刷置于下颌后牙上，刷毛与牙齿仍成45°，转动刷头，由下向上刷，各部位重复10次左右，里外面刷法相同。上、下颌前牙唇面刷法与后牙相同。刷上前牙腭面和下前牙舌面时，可将刷头竖立，上牙由上向下刷，下牙由下向上刷。刷上下牙咬合面时，将牙刷置于牙齿咬合面上，稍用力以水平方向来回刷。此外，牙刷应选用毛比较软、刷头较小的保健牙刷，并每3个月更换1次。

★养成良好的饮食习惯

平时牙齿就不怎么好的老年人，要避免食用过冷、过热的食物，不要吃太硬的食物，以减少牙齿的过度磨损。注意口腔卫生保健，咀嚼食物要用双侧牙；饭后要温水漱口。

鼾声如雷"无药可用"，且看中医如何缓解老年人打鼾

症　状　睡中打鼾，胸闷憋气

老偏方　宣肺消鼾汤；消鼾灵；青果散；止鼾 4 招

老年人呼吸中枢血流灌注不足，血管微栓塞或激素水平下降，软腭松弛可使上呼吸道受阻，引起打鼾，严重时可致呼吸暂停综合征。据资料，目前中国有 5000 万人出现睡眠呼吸暂停，2 亿人打鼾。也就是说，睡眠中打鼾的人，有 25% 患有睡眠呼吸暂停综合征。

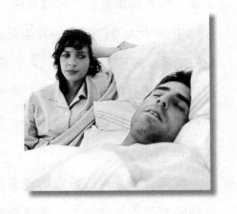

打鼾及睡眠呼吸暂停综合征均属于中医学"鼾症""鼾眠"的范畴。早在 1400 多年前，我国隋代巢元方所撰《诸病源候论》已把它作为独立的疾病归于"鼾眠候"。这里的鼾眠候应包括单纯性打鼾、鼾症、睡眠呼吸暂停综合征和阻塞性呼吸暂停综合征等病症。而 19 世纪后期，西医学才开始逐渐认识到打鼾是一种疾病，睡眠呼吸暂停综合征也是 20 世纪 70 年代才提出的医学名词。

为什么会发生鼾症？在中医学看来就是"气有不和"。《诸病源候论·卷三十一》论及鼾眠时说："鼾眠者，眠里喉咽间有声也。人喉咙，

气上下也，气血若调，虽瘝瘵不妨宣畅；气有不和，则冲击喉咽，而作声也。"而且，中医很早就发现肥胖与鼾症的发生有着密切关系。《诸病源候论》曰："其有肥人眠作声者，但肥人气血厚重，迫隘喉间，涩而不利亦作声。"特别强调肥人打鼾，提示肥胖的人在打鼾患者中比例高，说明肥胖是打鼾的高危因素，肥胖之人往往多湿多痰，痰湿易于阻滞气机，痰浊易于阻滞血络，而使气血沉厚，痰湿使全身气机疏达受限，气血沉厚碍于全身气血的流畅，则肺朝百脉、主一身之气和呼吸之气的作用减弱，喉咽气血失于畅达，气机失和，迫隘喉间而发鼾眠；鼾眠日久，则气机失和、气血厚重益甚，痰湿难祛，使得肥人更肥，形成恶性循环。

中医学认为，鼾症的发生是因为痰浊阻肺，肺气不宣，气机不利，迫隘咽喉，呼吸道气之上下失于畅达所致。在临床上针对以上病理机制，运用中医药对患者进行治疗，收到了比较满意的疗效。如每晚睡前采用中药口服、漱口或喷雾等治疗，就可明显减轻打鼾程度，减少呼吸暂停次数和时间。

现综合有关鼾症治疗的相关报道并结合自己的临床验证，对确有良效的经验效方选介一二，希望能对那些至今仍被鼾症困扰的朋友们有所帮助。

◎宣肺消鼾汤

组成：麻黄8克，半边莲15克，桔梗10克，红茶10克，银杏叶15克，苎麻根15克，甘草8克。

用法：水煎服，每日1剂。15天为1个疗程。

功效：通利咽喉，宣畅肺气。临床报道，用本方治疗鼾症86例，总有效率达97.67%。

◎ 消鼾灵

组成： 苎麻根15克，牛蒡子10克，甘草6克。

用法： 水煎2次，将2次煎取的药液合并，浓缩至50毫升，加60%乙醇沉淀，滤取上清液，回收乙醇后，浓缩至30毫升。每晚临睡前半小时用以漱口，可将30毫升药液分作2～3次含漱后咽下。含漱时应尽量将头向后仰，以使药液达到咽喉部位。14天为1个疗程。

功效： 宣肺利咽，消肿解毒。据临床观察，本方有利于改善呼吸道换气功能，提高腭咽部肌肉张力。经治的鼾症254例中，鼾声消失者207例，明显减小者36例，治愈率为81.49%，总有效率达95.66%。

◎ 青果散

组成： 青果6克，乌梅6克，山楂6克。

用法： 将上药烘干研末，每次取适量药末用作咽喉部喷雾；或水煎服。每晚睡前30分钟用药。

功效： 清喉利咽，改善呼吸道通气功能。临床经治后的患者，能使睡眠时打鼾减轻，由鼾症引起的口干、舌燥等症状也会消失。

◎ 龙归煎

组成：龙胆 10 克，当归 10 克。

制法：将药物加水 250 毫升，浸泡 1 小时以上，武火（大火）浇开后，改用文火（小火）煎 20 分钟，滤出第一煎药汁；倒出药汤后，再加水 150 毫升，用同样方法煎第二遍。

用法：2 次所煎取的药汁混在一起分 2 次服用。睡前 1 小时、临睡时各服用 1 次，连续服用 3 晚有效。

功效：龙胆泻肝胆实火，清肝经湿热，疗咽喉疼痛诸疾，而能通关隘、利气机；配当归养血活血，《本草汇编》载当归"乃血中气药也"，可治咳逆上气，"用血药补阴，则血和而气降矣"。现代研究当归有抗缺氧作用。二药相伍，使气机通利，气血和顺，则鼾症缓解可期。

◎ 花椒饮

组成：花椒 5 ～ 10 粒。

用法：每晚睡前用纱布将花椒包好，放入杯中，冲入开水浸泡，待水凉透后服下汤汁，连服 5 天。

功效：花椒芳香醒神，温中健胃，散寒除湿，疗喉痹，解郁结，故能疏通呼吸道。研究表明，花椒所含的菌芋碱有麻黄碱样作用，能扩张冠脉血管，提高呼吸肌张力，加强脊髓反射兴奋性，故用于治疗打鼾有一定的功效。

对于鼾症的治疗，西医界权威人士曾有定论："控制打鼾，无药可用。"的确，目前世界上还没有任何一种西药能有效止鼾，无论是控制单纯鼾症，还是治疗阻塞性睡眠呼吸暂停综合征，诚无有效药物可用。传统的外科手术创伤大、时间长、患者痛苦多、危险性高，易出现多种并发症，而且需要住院观察，大多数患者不能耐受也很难接受。

那么，如何缓解和消除鼾症呢？鉴于长期饮酒、吸烟、服用安眠药以及肥胖、颈部粗短的人，容易出现打鼾，因此，戒烟酒、减肥、禁服安眠药是预防打鼾的好办法。另外，侧卧则是预防打鼾的另一个有效办法。

为此，我在这里再教大家几个对付打鼾的绝招，诸位不妨一试。

◎第1招　戒烟很重要，最好不饮酒

吸烟对人体健康有百害而无一利。吸烟可致慢性咽炎，并对中枢神经系统产生抑制作用，加重打鼾憋气，尤其是白天易打瞌睡，以吸烟"提神"，反而加重病情。打鼾的老人应戒烟，戒烟后可减轻打鼾憋气。

乙醇对神经有抑制作用，可降低上气道括约肌的活性，从而促进上气道发生阻塞。酗酒会使单纯打鼾者发生呼吸暂停，使睡眠呼吸暂停综合征患者病情加重。事实也证明，戒酒后可减轻或消除打鼾憋气。

◎第2招　减肥降体重，贵在多运动

体重和睡眠呼吸暂停综合征之间存在着强相关性。当体重增加、体型肥胖时，脖子就会变粗，颈、咽部的脂肪组织增生而松弛，

使气道变窄。由于肥胖使越来越多的脂肪在咽喉处堆积，睡眠时就有可能把气道堵住，就易于发生打鼾憋气；再者，打鼾憋气者，白天易打瞌睡，坐下即睡，睡时打鼾，活动少，消耗少，更肥胖，造成恶性循环。因此，肥胖、超重的老人要减肥，坚持运动可减轻体重。临床观察表明，超重打鼾者体重下降10%即可见效，达到标准体重后可治愈。

◎第3招　保持侧身睡，确保气畅通

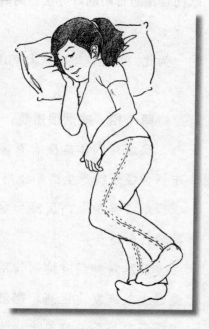

关于打鼾的原因，一般的解释是：由于熟睡之后特别是仰卧时，舌、颌肌肉松弛，舌根向咽部后坠，鼻部通气量不够，使嘴巴张开，张口呼吸，气流冲击咽部、软腭、腭垂组织，使之发生震动，随呼吸发出阵阵鼾声。因此，消除鼾声的最佳办法是侧身睡。侧卧位，可减少舌根后坠，松弛的肌肉会倾向一边，不太会堵住呼吸道，这样呼吸气流通过鼻咽部时就会比较顺利。通气改善了，就可避免打鼾。

为了帮助患者保持侧卧睡的睡姿，这里有两种方法可供选择。

★背睡球法

这是专用于仰卧位出现打鼾憋气，而侧位即消失的患者。该装置放在患者背后，当仰卧一定时间，睡球可自动充气，使患者变为侧位，然后又自动放气，周而复始。

★玻璃球法

把一粒儿童玩的玻璃弹子松松地缝在睡衣领下的肩叶片内，要使它能左右滑动。当打鼾者要转身仰卧时，就会压着后背的玻璃球，从而立即转身侧卧或俯卧，这样，鼾声就不会出现或明显的减轻。或在睡衣后背正中缝一个小口袋，里面放一个最小号的儿童皮球或网球，这样可以使打鼾者不能仰卧，也能大大减轻鼾声。

◎第4招　巧用弹力袜　睡眠不打鼾

《美国呼吸与重症医学杂志》刊载了意大利学者的一项新研究，用于预防静脉血栓的弹力袜可以有效改善打鼾症状。弹力袜可以调节患者腿部血液流动，如果白天患者下肢沉积过多血液，晚上当血液回流到颈部时，就容易引发睡眠障碍。研究人员让打鼾患者每天醒来至入睡前都穿上弹力袜，一周后的结果显示，他们晚上每小时发生睡眠呼吸暂停的次数减少了36%。研究者史蒂芬妮•任道夫博士认为，打鼾的患者虽然可以采用持续正压通气呼吸机帮助睡眠，但是整晚戴着面具极不舒适。作为替代持续正压通气呼吸机的疗法，穿弹力袜应该是首选。

温馨提示

不要轻视鼾症的危害

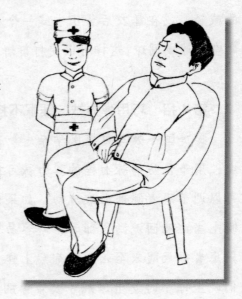

睡眠呼吸暂停综合征和打鼾的关系就像兄弟一样亲密。90%睡觉打鼾的人往往都是缺氧的，另外10%打鼾的人，随着年龄的增长，也会逐渐发展为睡眠呼吸暂停综合征，因此常常会把打鼾和睡眠呼吸暂停综合征等同起来。

一般来说，鼾声越大，发生呼吸暂停的可能性就越大。统计显示，平均4个打鼾人群中就会有1个患有阻塞性睡眠呼吸暂停综合征，发病率为2%～4%。而睡眠呼吸暂停的发病率更高，约有1/5的中老年男性有轻度的睡眠呼吸暂停，约7%的中老年男性有中度以上的睡眠呼吸暂停。睡眠呼吸暂停会使机体组织缺氧而出现低氧血症，同时导致高碳酸血症，造成多系统功能损害。

对于打鼾时伴有憋气现象的"憋气型鼾症"，并有白天易困倦等临床症状者，此型鼾症对人体潜藏着不能忽视的危害，易引起高血压、冠心病、脑中风、心绞痛、心律失常等，老年人可出现痴呆，还有可能造成夫妻感情不和。由于长期以来人们对打鼾憋气认识不足，误认为吃得多、睡得香，是"健康"的标志，而未得到及时治疗，甚至造成误诊误治。因此，应引起患者及其家属足够的重视。

防治鼾症，除注重前述预防保健措施外，可适当选用中西药治疗。如打鼾憋气是由湿热窍闭神昏、痰浊壅塞所致，可在医师指导下选用安宫牛黄丸、消鼾汤、红草止鼾胶囊、鼾立停（滴鼻剂、喷剂）等药。另外，要积极治疗原发病，注意有无腺样体肥大、扁桃体炎或咽喉炎等呼吸道疾病。对变应性鼻炎或咽炎等引起的鼻塞或咽部充血水肿导致的打鼾憋气，可用呋麻液、止鼾灵等滴鼻或喷咽，以收缩黏膜血管而改善打鼾憋气。

老人失眠夜不宁，谁料蝉蜕最安神

症　状　失眠

老偏方　蝉蜕煎；蝉蜕二藤汤

人到老年，睡眠障碍、失眠
频繁发生，成为困扰生活、影响
身心健康的大难题。

老赵是一名退休教师，前些
年在学校任教时一直患有神经衰
弱，多年为失眠所苦恼。按理说
老赵退了休，搁下了繁重的教育
教学担子，应该轻松无忧，安安

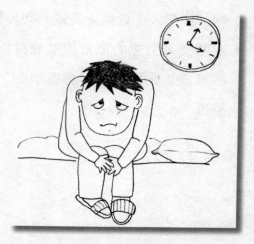

稳稳夜夜踏实地睡个好觉了。可对老赵来说睡觉却成了奢望，每天晚上
辗转反侧睡不着，好不容易睡着了，也总是做梦，睡得特别浅，一点响
动就能被吵醒。特别是近3个月来失眠加重，夜难入寐，寐则多梦易醒，
甚或彻夜不眠。日间眩晕昏沉，周身无力，记忆力明显减退，曾经中西药
治疗，疗效不佳。到我处就诊时，老赵症见面白无华，消瘦乏力，双目少
神，饮食无味，四肢不温，舌苔薄白，脉虚软，知其证属心脾两亏型失眠。
我即处归脾汤加减方3剂，以宁心健脾安神，但效果不甚满意。

老赵的病情让我想起了之前看过的一篇登在《中医杂志》的文章，

说是蝉蜕治失眠有效。于是，我给他用了研成细末的蝉蜕，仍用归脾汤加减方煎汤，每日1剂，分早、晚2次服，唯夜晚睡前以药汤冲服蝉蜕末3克。3天后，老赵欣喜地告诉我，他现在的睡眠好多了。为巩固疗效，我嘱他每日单用蝉蜕煎汤服。15天后，老赵说已能夜夜安然入睡，而且白天醒来神清气爽，精力倍增。

◎**蝉蜕煎**

组成：蝉蜕75克。

用法：每日以蝉蜕5克，加水250毫升，水煎20～30分钟即可，滤取汁饮用。睡前顿服，15天为1个疗程。

"白天知了叫，夜晚静悄悄。"中医学认识药性往往是从取类比象中悟出妙用，正如合欢花、夜交藤（首乌藤）等日展夜合而能安神催眠一样，蝉（知了）昼躁而夜静，亦当有宁神定志之功。

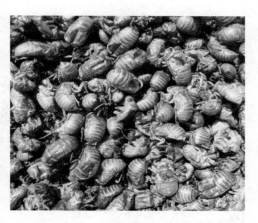

独用蝉蜕治失眠的偏方来源于民间，据浙江黄岩的王锦槐大夫介绍：他的外祖父曾是当地颇有名气的民间医生，用蝉蜕治失眠的偏方是外公口授给他的母亲，再由母亲传授给自己的家传秘方。王大夫从医后，经反复临床验证，蝉蜕不但能治小儿夜啼，更善疗成人失眠，其养心安神之功卓著，且性味平和，价格低廉，

诚可推广应用。

蝉蜕入药，首见于《名医别录》，原名蚱蝉壳，后世称蝉蜕、蝉退、蝉衣、知了皮等。其味甘、咸，性凉，入肺、肝经。功能疏散风热。透疹止痒、退翳明目、解痉消肿。主治外感风热或温病初起，发热、头痛及风热喉痛、声音嘶哑，麻疹透发不畅，风疹瘙痒，目赤，翳膜遮睛，小儿惊痫、夜啼，疔疮肿毒等症。现代药理研究证实，蝉蜕提取物能显著减少正常小鼠自发活动，拮抗咖啡因的兴奋作用；与镇静催眠药戊巴比妥类药物有协同作用，能延长戊巴比妥钠的作用时间。以上都表明，独用蝉蜕治失眠是有理论依据且符合科学道理的。

近年，我在临床上亦用单味蝉蜕治各种失眠症10余例，均获满意疗效。对于心血不足、入睡困难、睡眠不深又特别易惊易醒者，常用蝉蜕配首乌藤、钩藤煎服，疗效更为显著。

◎**蝉蜕二藤汤**

组成：蝉蜕3克，首乌藤30克，钩藤（后下）30克。

用法：上药加水250毫升，浸泡1小时后，煎沸20分钟，再下
　　　钩藤煎10分钟即可。滤取药汁，睡前顿服，每日1剂。

功效：滋养心血，镇静安神。适用于各种失眠症，特别适宜于
　　　中老年人血不养心、惊悸烦躁之失眠者。

方中首乌藤即何首乌之藤茎或带叶的藤茎，又名夜交藤。味甘微苦，性平。在诸多安神药中，首乌藤实为催眠的最佳之品。动物实验已证实，

首乌藤煎剂对实验小鼠有镇静催眠作用；又能降脂、抗动脉硬化，预防脂肪肝，故为中老年人养神抗衰之不可多得的良药。《黄帝内经》说"阳入阴则寐"，首乌藤入心肝二经血分，功擅引阳入阴，又善于养血，故用于血虚所致的失眠，最为适宜。因其性平和，其他各种原因所致的失眠，亦可作为佐使药用之。唯其用量宜大，少则不效。我治失眠一般都要用到 30 克，重症失眠则用至 60 克，每每应手。

钩藤为茜草科植物钩藤或华钩藤及其同属多种植物的带钩枝条，以带钩的茎枝入药。味甘、苦，微寒；归心、肝经。具有清热平肝，息风定惊，镇静安神的功效。《本草纲目》说它能"平肝风，除心热""通心包于肝木，风静火熄，则诸症自除"。现代药理实验还证明，钩藤有良好的镇静和降压作用，对神经功能失调者的疗效甚为显著；动物实验还表明钩藤能抑制小鼠自发活动，维持 3～4 小时，并能对抗咖啡因所致动物自发活动增强。老年人高血压伴有失眠的患者用之最为适宜。

我们的临床经验证明，蝉蜕二藤汤治疗失眠的疗效优于安定（地西泮），而且维持时间长，无任何不良反应。我们在临床上将此方随症加减用于治疗中老年人失眠屡获佳效，特别适宜于失眠伴有高血压、高血脂、动脉硬化的患者。

当今社会老龄化加剧，有很多问题困扰着老年朋友，失眠就非常令他们头痛。很多人可能会忽略失眠对老年人身体健康的影响，认为随着年龄的增长，老人的睡眠时间减少是无关紧要的自然现象，事实上并不是这样，老人失眠也是需要及时治疗的。

我们知道，人的一生至少有 1/3 的时间是在睡眠中度过的，它是人们劳作之后的主要休息方式。近年，国内外许多医学心理学专家们提醒大家，临床上很多病症都与睡眠质量差有关，应把睡眠质量好坏纳入衡量生活质量和健康状况的标准。有关临床资料统计表明：在我国，至少有35%的人失眠，17%的人失眠症状相当严重，而睡眠局限在"浅睡眠"的人群比例则高达77.3%。有媒体报道，上海市约有40%的人存在着不同程度的睡眠障碍，这其中，40—60岁的中老年人占3/4。

现代科学研究提示，睡眠是大脑皮质发生广泛抑制的一种复杂的生理现象。睡眠时伴有呼吸、心跳、血压、肌张力、基础代谢率、内分泌激素和多种神经肽与介质的改变，使身体各组织、器官处于休息恢复状态，以消除疲劳。若夜寐不宁、梦魂萦绕、整夜难能合眼，常"夜半三更盼天明"，天长日久，则有损健康，导致病魔缠身、寿命减短。据中国睡眠研究会推荐的《睡出健康来》一书介绍：不良睡眠除了诱发精神错乱之外，还与感冒、抑郁症、糖尿病、肥胖、中风、心脏病和癌症的发生有关。因此，明代养生家高濂在《遵生八笺》中就强调："夜卧早起，以合养生之道。"

必须强调的是，老年人更需要保证充足睡眠。老年人的睡眠时间每日以多长为宜，中医古籍尚未见定论。现代医学认为，老年人由于脑力劳动与体力活动减少，新陈代谢降低，以及大脑皮质神经细胞进行性变性，对睡眠的生理需要也相应减少。据国外研究资料，老年人每日总睡眠时间一般只要5～6小时就已足够，大多数健康老年人的睡眠时间也可达7小时以上，而主要是睡眠质量的改变，即其眼快动相睡眠（REM）缩短或减少。老年人眼快动相睡眠占睡眠总时间的百分比，由壮年期的18.9%～22%下降至13.5%～15%；非眼快动相睡眠（NREM）中的思睡、浅睡、中睡和深睡四期随着增龄而变浅，即思睡期延长而深睡期往往缺乏。再因老年人常存在某些影响睡眠的躯体因素，例如前列腺增生所致排尿困难或脑动脉硬化所致脑供血不足等，更可加重入睡困难，睡中多次醒转以及早醒等睡眠障碍。人类在睡眠中身体的一切生命功能减慢，有利于机体进入休息、恢复和重新积累能量的状态。若长期睡眠不足，必然导致身体功能的衰竭。因此，近年来有些学者主张老年人睡眠时间一般随年龄增长应该延长：60—70 岁平均每天睡 8 小时左右，70—90 岁平均每天睡 9 小时左右为宜。一般来说，老年人的睡眠时间应因人而异，要积极排除影响睡眠的一切不良因素，不必拘泥于时间长短，睡意朦胧就衾枕，觉醒即起莫恋床。也不可一味贪睡，"多睡则自体软弱，老气昏惰"，伤气损神，亦当戒之。

　　中医学认为，睡眠在养生中的作用在于"调神"。为什么睡眠能调神益寿呢？古人是这样解释的："神有事，亦则有休"；人能安寐，"静则神藏"，则可致寿，反之，失之安寐，"躁则消亡"，就有损年命。科学研究表明，人可以在一个月或更长时间不吃饭而不死，但 10 ～ 14 天不睡眠就要死亡，可见睡眠在生命活动中是何等重要。无怪乎我国古代养生家曾将睡眠养生法喻之为益寿延年之"仙方"——"华山处士如容见，不觅仙方觅睡方"正道出了此间真谛。

温馨提示

安神有"睡方"，偏方胜"仙方"

近代中医临床积累了大量治疗失眠的古今偏方和有效经验方，可供失眠患者辨证选用。

★柏子仁粥

组成：柏子仁10～15克，粳米50～100克，蜂蜜适量。

制法：先将柏子仁去尽皮、壳、杂质，捣烂，同粳米煮粥，待粥将熟时，兑入蜂蜜，稍煮一二沸即可。

用法：每日服2次，2～3天为1个疗程。

功效：润肠通便，养心安神。适用于心悸、失眠健忘、长期便秘或老年性便秘。

★甘麦大枣汤

组成：大枣15枚，小麦30克，甘草10克。

制法：大枣去核，与其他药物一同放入砂锅中，加适量水，大火煮沸后继用小火煮15分钟，滤过煎汁，吃枣，饮汤。

用法：每日1剂，早晚分服。连服10天为1个疗程。也可加入适量蜂蜜。

功效：养心安神，和中缓急，可治疗精神恍惚、心烦、睡眠不宁、失眠与癔症等。现代研究发现，此汤对有睡眠不佳的亚健康者，尤其是更年期综合征者效果明显。

★茯苓包子

组成：茯苓30克，面粉1000克，猪肉500克，生姜、胡椒、香油、料酒、精盐、酱油、大葱、骨头汤等各适量。

制法：将茯苓块放入锅内，每次加水约250毫升，煎煮3次取汁，调入发酵面团中；猪肉剁馅，加酱油等调料拌匀，按常规制成包子，上笼蒸熟。

用法：酌量分次食用，每日1～2次，连服10～15天。

功效：养心安神，除湿化痰。本方以茯苓为主制作膳食包子，适宜于脾胃虚弱、痰湿阻滞、小便不利、痰多纳少、心悸失眠等。

★太子参合欢皮汤

组成：太子参15～20克，合欢皮12～15克。

用法：水煎服，每日1剂。根据临床辨证加味。

功效：调畅心脉、益气和阴。主治失眠、心悸及脏躁证属气阴两虚者。

★百合枯草汤

组成：百合30克，夏枯草15克。

用法：取上药加水800毫升，浸泡30分钟，用武火煎沸，再用文火煎煮20分钟，至剩余药汁约100毫升。药汁1次服完。每剂煎服3次，每日1剂。

功效：滋阴清热，泻火安神。主治长时间失眠，属肝郁化火型，神情不安，心悸，烦躁，舌质红，舌苔薄，脉弦。

★枣仁安神散

组成：酸枣仁100克，琥珀50克，延胡索50克。

用法：上药共研细末，每次3～5克，睡前温开水冲服。神疲乏力者用人参叶6克，开水泡1～2小时后送服散剂。有效即停，不必久服。以后需要时再服仍有效。

功效：镇静安神。主治失眠，属心脾两虚型，心烦意乱，不能入睡，睡亦不深，多梦易醒者。

★丹参枣仁散

组成：丹参、酸枣仁各等量，研成细粉，装瓶，勿令泄气。

用法：将上药粉装入胶囊，每次服10克，每日2次。早上服1次，晚上临睡前服1次，10天为1个疗程。治失眠屡用屡验。病情轻者1～2个疗程可愈，病情较重者3～4个疗程可愈。

随症加减：伴健忘者，用远志10克煎汤送服；伴心悸不安者，用龙齿15克，煎汤送服；伴头痛者，用白菊花、川芎各10克，煎汤送服；伴头晕者，用钩藤、白芍各10克，煎汤送服。

★苦参枣仁合剂

组成：苦参30克，酸枣仁20克。

用法：取上药加水200毫升，浸泡30分钟，用武火煎沸，再用文火煎煮20分钟，至剩余药汁约50毫升，睡前20分钟顿服。

功效：清热利湿，养血安神。主治顽固性失眠，属心脾两虚
型，通宵失眠，间断失眠，早醒等症状。

★枣仁五味子散

组成：酸枣仁（炒）、五味子、首乌藤、高粱米（炒）各等份。

用法：共研细末，过80目筛。每服6～12克，每日3次。此方是一位
老中医治失眠经验方，经百余例不寐患者，效果颇宏！

五更泄泻，久泻不愈，不妨来碗山药粥

症　状　五更泻，老年人久泻

老偏方　山药羊肉粥；荔枝山药粥；薯蓣鸡子黄粥

老年人阳气渐衰，特别是秋季天气转冷或在寒冷的冬季，有些老年人会新添一个问题，就是凌晨突然腹痛想拉肚子，然后就"十万火急"地跑进厕所，"一泻千里"后，肚子舒服了许多。如果老年人到医院检查，往往又查不出什么，使用一般止泻药也如石沉大海，没太大效果。由于这种慢性腹泻的时

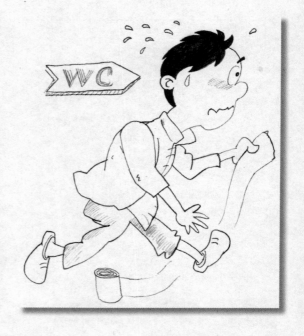

间性很强，所以民间俗称为"五更泻""鸡鸣泻"。这类人除了黎明前容易迫不及待地去厕所外，平常还会有腹部畏寒、四肢不温、腰膝酸软、神疲乏力等诸多脾肾阳虚的表现。中医学认为这种慢性腹泻与肾阳虚有很大关系，所以称之为"肾泻"。

很多患者第一次听说"肾泻"的病名时，立刻睁大了眼睛："什么？

腹泻竟然会是肾虚？"确切来说，五更泄泻与脾肾阳虚有关，其中脾虚比较好理解，那肾虚是怎么回事呢？

中医学认为，肾阳和寒邪之气会随着一天之中阴阳二气的消长而变化。白天为阳，夜晚为阴。傍晚至夜半，阴气渐渐增强，这个时候阴气独盛，人体犹如冬天，阳气处于蛰伏潜藏的状态，没有升发之气来与邪气抗争，这个时候肠胃阴气占上风，所以大肠表现平静。而从夜半至黎明，阳气渐渐滋长，此时肾中元阳，从夜半开始萌生推动，到五更的时候更是可以调动各种阳气一起上升。一个人如果肾阳虚衰，夜半阳气十分微弱，无法推动阳气上升，而这时阴寒之邪凝聚更重。到五更的时候，机体虚衰的肾阳终于积累到可以上升的程度，却遇到寒凝之邪的遮蔽，于是互相搏击，导致小腹作痛。然而，最终因机体阳衰，不能战胜寒凝，寒邪占了上风，肾阳上升之势反转为下降，成为腹泻。不过随着白天的到来，人体阳气犹如援军不断递增，阴寒之邪被驱散，所以白天不会发生腹泻。从季节上来看，秋冬渐渐阳消阴长，日短夜长，人体受这种大环境的影响，五更泻出现的频率也就高了。

老年人是肾泻的常见人群，由于这类腹泻往往积年累月，患者甚为烦恼，而且对人的身体消耗很大，会给老人健康带来危害，因此，应重视老年人肾泻的调治。

中医治疗"五更泻"，多以温肾健脾、固涩止泻为主。方用四神丸加减，四神丸由补骨脂、肉豆蔻、吴茱萸、五味子、生姜、大枣组成，可制丸服用，也可做汤剂用水煎服。在运用饮食疗法调治时，同样是既要补脾，又要补肾，如此才能有助于五更泻患者的康复。下面介绍几则食疗治五更泻的效验偏方。

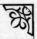

◎山药羊肉粥

组成：鲜山药 100 克，羊肉 100 克，粳米 100 克。

制法：将山药切为小碎块；将羊肉洗净，切碎，下入油锅煸炒，
　　　加入精盐、葱花、姜末继续煸炒至熟透；将山药与粳米
　　　同煮为粥，再加入炒熟的羊肉煮沸，投入味精、胡椒粉
　　　调味即成。

用法：每日 1 剂，分作早、晚餐温热食用。

这个食疗偏方出自元代忽思
慧《饮膳正要》。原方谓有"壮
胃健脾"之功，主要取羊肉温中
暖下、补脾益气、补血益精的功
效；山药有健脾、补肺、固肾、
益精之功。与粳米共煮成粥，具

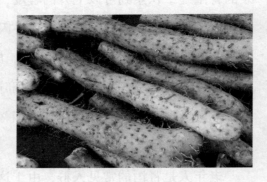

有补益中气，温补脾肾，益胃固肠的功效。适用于中老年人脾肾不足，
有消化不良，五更泻泄，形体消瘦者；也可用于脾虚引起的急慢性肠炎。
中老年人常食此粥还能延年益寿。

曾治徐某，女，59 岁。腹泻 1 年，每日 2 ～ 3 次，完谷不化，时溏
时泻，伴倦怠乏力，食少纳呆，腹痛喜按，近 1 个月余晨起腹泻，泻前腹痛，
肠鸣窘迫，泻后则舒。症见形体消瘦，面色萎黄，形寒肢冷，舌淡苔薄，
脉濡弱而沉细。证属脾虚不运，湿遏脾阳，缠绵日久累及下焦，以致肾阳
亏虚，形成脾肾同病的肾泻。治宜健脾培土，升阳祛湿。经用参苓白术散

6剂后，效果不甚明显。根据病情，采用山药羊肉粥配合食疗，服用4天后，患者粪量增多，便次减少，晨起肠鸣腹痛减轻；服用8天后，大便成形，日行1次，腹痛肠鸣消失。随访1年，病未再作。

临床上，用山药羊肉粥治疗脾肾阳虚之五更泻确有良效。不过，羊肉的一个不足之处是肉膻味大，对于厌恶肉膻味而又伴有肉食积滞的患者，下列2则食疗偏方可酌情选择。

◎山药桂花粥

组成：新鲜山药200克，桂花15克，粳米50克，大枣5枚，红糖10克。

制法：将山药去皮洗净，切成约0.5厘米厚的片备用。粳米放锅中煮沸，放入山药片、桂花、大枣，小火煮30分钟即成，出锅后加红糖。

用法：睡前空腹温食，每日1剂。5天为1个疗程。

方中山药能补脾益肾止泻，补而不腻，香而不燥。桂花气味芳香，能理气和胃止痛。大枣补益气血，健脾养胃。红糖温补。与滋补的粳米熬粥食用，可温补脾肾阳气而止五更泻。

◎荔枝山药粥

组成：干荔枝肉25克，山药25克，莲子10克，粳米50克。

制法：将山药、莲子捣碎，加水适量，煎煮至软烂时，加入洗
　　　净的粳米、荔枝肉，煮成粥。

用法：每晚食用，每日 1 次，连服 3～5 天，对治疗老年人晨
　　　起腹泻有一定疗效。

荔枝味道鲜美，入口甜滑滋润，偶尔带些酸味，可以入肝、脾经，中医学称荔枝"最益脾肝精血"。俗话说"一把荔枝三把火"，荔枝生长在南国，又位于树上，具有阳火之性，所以性温。黄元御的《玉楸药解》称"阳败血寒，最宜此味"，《泉州本草》说它可以"治老人五更泻"，可见温补的效果显著。有人问，鲜荔枝可以吗？从药性来讲，《玉楸药解》认为荔枝干品性味有所减退，不如鲜荔枝药性强，但是"气质和平，补益无损，不至助火生热，则大胜鲜者"。对于老人们来讲，还是用干品更好。

《本草纲目》认为山药可以"益肾气，健脾胃，止泄痢"。莲子味甘性平，可以入心、脾、肾三经。古人认为，经常服食莲子可以祛百病，因为它"享清芳之气，得稼穑之味，乃脾之果也"。同时，莲子不仅是植物的种子，而且是一种坚果，对肾的固涩能力很强。新鲜莲子性平，干莲子接受日晒时间较长，所以性温。荔枝、莲子、淮山药都能入脾，其中荔枝、莲子性温，山药、莲子入肾，加上补脾的粳米，可以很好地温补脾肾，很适合五更泻的老年患者食用。

再说说老年人久泻。治老年人久泻不愈，我最推崇清代名医张锡纯的"薯蓣粥方"（薯蓣，即山药）和"薯蓣鸡子黄粥"。

◎**薯蓣粥**

组成：干山药片1000克。

制法：轧细过罗，贮瓶备用。每次取其细粉40～60克，和水调入锅内，煮制成粥，待温服食。亦可据病情在山药粉内加入其他中药粉或食品，同煮成粥服之，或少调以白糖亦可。

用法：每日2～3次，温热服食。一般以7～10天为1个疗程。病愈后继服1个疗程，每日1次，以资巩固。

功效：适用于阴虚劳热，或喘，或嗽，或大便滑泻，小便不利，一切羸弱虚损之证。

◎**薯蓣鸡子黄粥**

制法：用前述薯蓣粥，加熟鸡子黄3枚。

功效：治泄泻久，而肠滑不固者。

张老年近六旬，泄泻半载不愈，羸弱已甚。他的女儿前来咨询求方，说他父亲腹泻日久，曾经多家医生诊治，所用之药，取效甚微，至今仍每日腹泻三四次。我当时想起了清代名医张锡纯的"薯蓣粥方"，寻思与其方证颇为相合，遂嘱咐他的女儿为其熬山药粥食之。服了数日，他的女儿前来告知，服此粥后食欲稍振，精神转佳，泄泻次数虽有减少，但仍不止。我按张锡纯《医学衷中参西录》所载用法，嘱其用鸡蛋3枚煮熟，取其蛋黄捏碎，调粥中服之，如此服了 2 次，腹泻就止了。以后再服山药粥巩固疗效，未再复发。

薯蓣粥与薯蓣鸡子黄粥这两个药方看似平淡无奇，其功却不可限量。中医学认为，山药味甘、性平，归脾、肺、肾经。能健脾养胃，补肾涩精，补益肺气，补脾止泻。《金匮要略》薯蓣丸之补虚，以补脾胃为主。《本草从新》说它"色白入肺，味甘，归脾，补其不足，清其虚热，润皮毛，化痰涎。姜汁拌炒，固肠胃，止泻痢。肺为肾之母，故又益肾强阴，治虚损劳伤；脾为心之子，故又益心气，子能令母实，治健忘遗精。性涩，生捣敷痈疮，清肿硬毒，色白而坚者佳"。《本草求真》说："山药，本属食物，古人用入汤剂，谓其补脾益气除热。然气虽温而却平，为补脾、肺之阴，是以能润皮毛、长肌肉，不似黄芪性温能补肺阳，白术苦燥能补脾阳也。"山药补虚，实以补脾为主。

明代医家张介宾《景岳全书·新方八阵》所载之养元粉，以山药配芡实、莲子、川椒、白糖调服，治久泻久痢。清代名医张锡纯《医学衷中参西录》用山药配白术、龙眼肉，治脾虚久泻；用薯蓣粥治久泻之肠滑不固；用山药送服三七粉、鸦胆子治久痢。《濒湖集简方》用山药配苍术等份，研末，以米饮冲服，治湿热虚泄等，均取其健脾之功。

现代研究表明，山药含有淀粉酶、多酚氧化酶等物质，有利于脾胃消化吸收功能，是一味平补脾胃的药食两用之品。不论脾阳亏或胃阴虚，皆可食用。临床上常用于脾胃虚弱、食少体倦、泄泻等病症。药理研究表明，山药能增强肠管节律性活动。

对于腹泻肠滑水禁者，山药粥必加鸡子黄才能有显著效果。名医张锡纯认为，"盖鸡子黄，有固涩大肠之功，且较鸡子白，易消化也"；《本草纲目》说它能"补阴血，解热毒，治下痢"；《中国动物药》说它治"消化不良，腹泻"。《医学衷中参西录》有医案验证："河间刘某，年五十余岁。漏疮甚剧，屡治不痊，后兼泄泻不止，盖肠滑不固，故医药无灵。诊其脉甚小弱，渐已成痨。嘱其用薯蓣鸡子黄粥。一剂泻止。三服，精神焕发。十数日后，身体复原。此后凡遇虚泻久不愈者，用之屡收特效。"

在临床上，对于脾虚久泻的患者，我还常向他们推荐服用苹果山药汤和山药薏仁散二则偏方，疗效也比较满意。

◎苹果山药汤

组成：苹果500克，山药30克，麦芽30克，芡实10克。

制法：苹果洗净，切块备用。山药、麦芽、芡实洗净与苹果一同入锅，加适量水，大火煮沸，小火熬煮1.5小时。

用法：早晚温服。

功效：益脾胃，助消化，止腹泻。

对于下消化道疾病，苹果具有辅助治疗功用，而且对于腹泻与便秘都有调治作用。慢性腹泻或者大便干结难解者，每日早晚空腹各吃一个苹果，症状可改善；非感染性水泻患者，吃煮熟的苹果有助于止泻。方中山药、麦芽健脾，消食，导滞；芡实健脾肾而固涩止泻。因而对脾虚久泻患者有较好疗效。

◎山药苡米散

组成：生山药500克，薏苡仁1000克。

制法：二药分别研成细末，搅拌均匀后贮瓶备用。

用法：每次取50克，加水煮成糊状粥，可加白糖适量，每日2次，
　　　 早、晚各服1次，连服半个月。

功效：对顽固性泄泻有较好效果。

　　中医学认为，久泻主要与脾虚、湿盛有关。老年人久泻也常与肾阳不振有关。所以，治疗久泻重在健脾、益肾、祛湿。方中山药为补脾益肾之要药，补而不腻，不温不燥，最适合因脾虚、肾阳不足而引起的各类慢性泄泻；薏苡仁味甘、淡，性微寒，主要有健脾、利湿、止泻之功，尤擅利胃肠之湿。二药相伍，既补脾肾之虚，又化肠道之湿，起到和中止泻的作用。我们在临床上观察表明，本方可用于久泻（顽固性泄泻），发病半年以上，反复发作，大便时泻，水谷不化，每日1～2次或3～4次。对于西医学所说的慢性结肠炎、过敏性结肠炎、肠易激综合征等均有辅助治疗作用。此药不仅治久泻效果明显，对婴幼儿消化不良（剂量可稍减，每次以15～20克为宜）也有良效。所以，久泻不止山药薏仁是上佳选择。

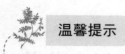

五更泻患者康复养生三要点

★注意保暖莫大意

五更泻多发生在秋凉与冬季寒冷到来的交替之际，秋冬寒冷季节病情常加重。因此，要预防五更泻就要当心着凉，注意腹部及下肢的保暖；晚上睡觉时，一定要用被子盖好腹部。秋凉冬寒时更要注意腹部保暖。

★饮食有节重宜忌

一日三餐都要定时定量，不要吃得太饱，也不要吃太少，以七八分饱为宜，避免因无规律饮食而致肠道功能紊乱。日常饮食要以清淡、易消化、少油腻为主。除不要吃生冷、不洁的食物外，还应禁食酒、咖啡、饮料、辛辣、油腻性及纤维素含量高的食品，避免诱发或加重腹泻。在日常膳食中可适当吃一些温补肾阳的食物，如牛肉、羊肉、狗肉等进行调理，对五更泻的防治大有裨益。

★调畅情志强体魄

一是注重调节情志，保持良好的心理状态，生活中要做到乐观、开朗、遇事豁达。二是注意加强体育锻炼，如经常去散步、慢跑、打太极拳等，以强腰壮肾、增强体质。

老年习惯性便秘，宜润勿泻妙用肉苁蓉

症　状　大便燥结，努挣不下，顽固难愈

老偏方　苁蓉决明子茶；苁蓉麻子仁膏；苁蓉羊肉粥

一天上午，我正在中医内科出诊，一个小伙子扶着一位老人走了进来。老人一副痛苦的模样，细问病情，方知他将近 1 周未解大便。老人素有便秘毛病，这次起病于 10 天前，当时到某院求治，医师给予大黄、番泻叶等药，服后虽然次日解大便一次，但过后再次发生便秘，又服上述药数次，大便仍不通，遂来我院中医科求诊。

我细细诊察，见他年老体弱，面色无华，四肢不温，腹中冷痛，唇舌淡，脉沉迟而细弱，认为此证属"假实真虚"，治当以补为主，益气温阳，润肠通便，不可妄下。我当即拟方：肉苁蓉 20 克，黄芪 15 克，当归 10 克，玄参 15 克，生地黄 20 克，麦冬 15 克，沙参 15 克，杭白芍 15 克，甘草 5 克。水煎 2 次，取汁分 2 次服。并嘱其多饮水，多吃富含纤维素的蔬菜。老人服药 1 剂后大便就通了，3 剂后大便逐渐有规律，日行一次，不胜感激。其后用苁蓉决明子茶调理巩固，老人多年习惯性便秘终获痊愈。

◎苁蓉决明子茶

组成：肉苁蓉10克，炒决明子10克，蜂蜜2汤匙。

用法：诸药同放保温杯中，开水冲泡，当茶饮用。每日1剂。

为什么此便秘不用攻下而大便得通呢？这是因为患者年老体弱，阳气不足，气血两亏，气虚则大便传送无力，血虚则津枯不能滋润大肠，致大便秘结。此时若一味采用泻下药，则愈伤津液，不仅大便难通，而且更加秘结。反之，若补其不足，则肠道得润，大便得通。这就像一条船搁浅在一条枯河里，要想让其行走，一味强行地推之是不可行的，唯有使河内涨满水，则船可自行。这就是中医学所说的"增水行舟"之法。

肉苁蓉这味药，又名大芸、寸芸、苁蓉、地精等，具有极高的药用价值。素有"沙漠人参""活黄金"之美誉，民间也流传着"宁要苁蓉一筐，不要金玉满床"的谚语。肉苁蓉性味甘咸而温，有补益肝肾、润肠通便的功效，常用于治疗肝肾虚弱引起的筋骨痿软、腰膝冷痛、勃起障碍、遗精，老年、病后、产后血虚或津液不足引起的肠燥便秘等病证。它质地柔润，药性缓和，补而不峻，无燥烈之害。药理学研究表明肉苁蓉有延长果蝇寿命的作用，并有降血压和增强免疫功能的作用。肉苁蓉中所含有的无机盐类及亲水性胶质类多糖，有推动肠蠕动、促进排便

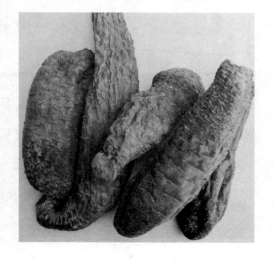

的缓泻作用。用肉苁蓉熬粥、泡茶或煲汤喝，对防治老年便秘都很有效。老年人常服不但可以解决便秘的问题，而且可以轻体健体。

决明子味甘性微寒，有清肝明目、润肠通便的功效。性温的肉苁蓉配以微寒的决明子，相辅相成，更趋于平和，所以很适合中老年便秘患者长期服用。

决明子治便秘有一个最优的特点，那就是使排便顺畅而不稀薄，也无腹痛等不适之症，慢性便秘患者，常服无流弊。特别是它还有保健作用，能降血脂、降血压又能明目，尤其适宜于中老年高脂血症、肥胖症、高血压症、冠心病等心脑血管疾病，以及老花眼患者服用。

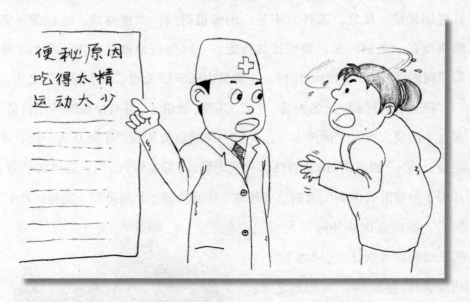

我们都知道，人体内的毒素主要是通过粪便排出体外的。正常的排便，能清除体内糟粕，调节人体的气机，升清降浊，保持脏腑和调。故古人云："若要长生，肠中常清；若要不死，肠中无滓。"欲求健康长寿，保持大便通畅至关重要。回过头来我们再介绍二则肉苁蓉治疗便秘之经方。

◎苁蓉麻子仁膏

组成：肉苁蓉 100 克，火麻仁 100 克，沉香末 10 克。

制法：先将肉苁蓉、火麻仁加水煎沸后，文火煎取浓汁，滤去药渣；
　　　再加入沉香末和等量的炼蜜，搅匀，煎沸收膏，贮瓶备用。

用法：每次食 1～2 匙。

功效：用于津枯肠燥，便秘腹胀。

此方源于清代名医尤在泾《金匮翼》。方中肉苁蓉温补肾阳、润肠通便；火麻仁能益脾补虚，养阴润燥，通便，常用于体质较为虚弱、津血枯少的肠燥便秘；沉香降气温中，暖肾纳气，行气除胀，可治脘腹胀痛，大肠虚秘；蜂蜜有润肠之功。我曾经将此方推荐给许多患便秘的老年朋友，他们都反映疗效不错，特点是便于贮存，服用方便，见效较快。

◎苁蓉羊肉粥

组成：肉苁蓉 20 克，精羊肉 150 克，大米 50 克。

用法：先将肉苁蓉加水 100 毫升煎汁，精羊肉切片加水 200 毫
　　　升煎煮，煮至肉熟烂备用。另用清水 300 毫升，加入大
　　　米煮粥，煮至米开汤稠时，加入肉苁蓉汁和煮好的羊肉
　　　同煮片刻，调味食用。早晚温热服食。

功效：温阳通便。适用于阳虚便秘。

方中羊肉味甘性温,功能益气补虚,温中暖下。羊肉的热量为815千卡,它的热量比牛肉还高,冬天吃羊肉可促进血液循环,以增温御寒,适合冬季食用和用作补阳。故金元医家李东垣说:"羊肉甘热,能补血之虚,有形之物也,能补有形肌肉之气。"老年阳虚便秘伴有夜尿频多者,服用上方是比较适合的。

必须强调指出,中医治便秘也是需要辨证的,一般属于实热性便结者,在医师的指导下施用一些泻下通便药,是可以改善或部分改善便秘症状的。然而对中老年患者却多有不适。中老年患者特别是老年患者,精血渐亏,津液不足,大便燥结,属于气虚、阳虚便秘的类型比较多。治疗则宜补、宜润,滥施泻下之剂则耗伤正气,徒损津液,致使津枯肠燥而加重便秘症状。根据中医辨证,常见的老年人习惯性便秘有如下几种证型。

1. 气虚便秘

患者虽有便意,却解便困难,便后汗出,体倦乏力,舌淡苔薄,脉虚。治宜益气润肠,方用黄芪汤(黄芪、陈皮、火麻仁、白蜜)加减。偏方调治可选方如下。

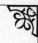

◎参芪苁蓉瘦肉汤

组成:党参30克,黄芪20克,肉苁蓉20克,猪瘦肉50克。

用法:加水煎服,每剂药可煎2次,每日分2次服用,连服数天。

功效:补气健脾,润肠通便。

◎黄芪苁蓉煎

组成：黄芪 25 克，肉苁蓉 20 克，陈皮 10 克，火麻仁 20 克。

用法：煎水内服，每剂药可煎煮 2 次，上、下午各服 1 次。

功效：补气健脾，润肠通便。

2. 血虚便秘

患者大便秘结，面色无华，头晕心悸，唇舌淡，脉细涩。治宜养血润肠，方用润肠丸 (当归、生地黄、胡麻仁、桃仁、枳壳) 加减。偏方调治可选方如下。

◎桑椹苁蓉煎

组成：桑椹 50 克，肉苁蓉 20 克，生何首乌 15 克，胡麻仁 15 克，
冰糖 20 克。

用法：煎水，服时加冰糖。

功效：养血润燥。适用于因血分不足，不能滋润大肠而出现大
便干结，面色苍白无华，头晕眼花，心悸健忘。

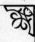

◎苁蓉当归大枣茶

组成：肉苁蓉 20 克，当归 20 克，大枣 4 枚。

用法：大枣去核，三味药用开水浸泡代茶饮用。

功效：养血润燥。适用于血虚便秘。

3.阳虚便秘

患者大便艰涩，小便清长，四肢不温，喜热恶寒，舌淡苔白，脉沉迟。治宜温阳通便，方用济川煎 (当归、牛膝、肉苁蓉、泽泻、升麻、枳壳、肉桂)。偏方调治则以前面介绍的肉苁蓉诸方为宜。

诚然，老年便秘虽以虚为主，但也有少数实证，即便如此，治疗时也不可一味攻下，而宜攻补兼施。此外，老年便秘除了药物治疗外，尚可配合一些食疗。如将黑芝麻、核桃肉、松子仁等量细研，稍加白蜜冲服，对阴血不足的便秘，颇有功效。

 温馨提示

防治老年习惯性便秘 "六要点"

对于老年便秘的患者，千万不要把服用泻药看成常规治疗便秘的唯一方法。对便秘应注意病因治疗，并从生活、饮食习惯等方面加以纠正。

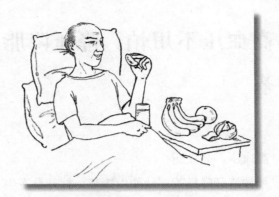

　　食物不能过于精细，宜多食富有植物纤维的蔬菜和水果等；应鼓励患者多做体育运动，养成定时大便的习惯。在运用偏方治疗的同时，如能把握防治便秘的"六要点"，则收效更捷。

　　这"六要点"可用歌诀概括如下。

　　　　饮食均衡不偏食，蔬菜水果要多吃；

　　　　定时排便建信号，时间最好在晨起；

　　　　90度屈身做锻炼，腹肌增强排便易；

　　　　积极治疗原发病，病愈便秘可康宁；

　　　　每日饮水量要足，肠润便秘自康复；

　　　　心情舒畅很重要，肝和脾健肠自通。

老年高血压不用怕，降压降脂不妨常饮杜仲茶

症　状　高血压，高血脂

老偏方　杜仲清肝降压茶；杜仲山楂茶；杜仲桑寄生茶

袁老已 76 岁高龄，患高血压病已有 30 余年，长期服用降血压的西药，可血压就是难以稳定。近期袁老又有时发眩晕、耳鸣，眼红赤且发胀，看东西昏蒙蒙的，还口苦、口干，烦躁易怒。他来找我看病，我摸了摸脉发现左关脉弦，两尺脉细弱；观其舌见舌红而干，苔薄微黄，知其属阴虚阳亢、肝火上炎之证，欲为其疏方调治。袁老说，吃了几十年的降压药很是烦，中药也不想一罐一罐地煎着喝了，欲求简便偏方调理。于是我给他开了 1 周的"杜仲清肝降压茶"。袁老服用 1 周后，诸症若失，血压也平稳了。

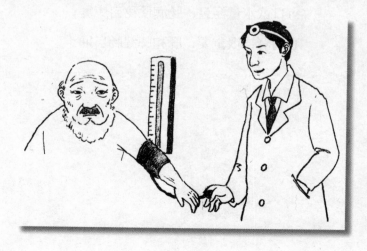

杜仲清肝降压茶

组成：杜仲（切碎）15克，夏枯草15克，黄芩12克。

用法：冲入开水，浸泡约20分钟后饮用。每日1剂，每剂可冲
　　　3～5次。

功效：强肾、潜阳、降压。临床可用于高血压证属肝肾亏虚、
　　　肝阳上亢或肝火上炎者的治疗，症见眩晕、耳鸣、头昏、
　　　视物昏花、烦躁等。

考虑到袁老高血压病伴有血脂偏高，而且有肝肾阴虚之象，故建议
他老人家交替服用"杜仲山楂茶"与"杜仲桑寄生茶"。这两则茶饮，
老人非常喜爱，至今仍是他用于防治高血压最为常饮的保健茶。

杜仲山楂茶

组成：杜仲12克，山楂10克。

用法：水煎后代茶饮。

功效：对于高血压兼有高血脂或高血糖者，长期饮用能收到良
　　　好的降压、降脂、降糖及润肠通便的作用。

◎杜仲桑寄生茶

组成：杜仲200克，桑寄生200克。

用法：将上药共研为粗末，贮瓶备用。每次取药10克，沸水冲泡，
当茶饮。每日1～2剂。

功效：补肝肾，降血压。用于高血压而有肝肾虚弱，耳鸣眩晕，
腰膝酸软者。

杜仲为杜仲科落叶乔木杜仲的干燥树皮，又名思仲、思仙、木棉。功能补肝肾，强筋骨，是治疗肾虚腰痛的要药。2000多年前，我国最早的中药学典籍《神农本草经》中就记载杜仲有"主腰脊痛，补中益精气，坚筋骨，

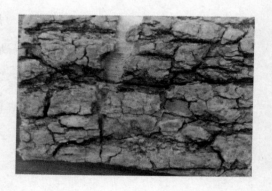

强志……久服轻身不老"的功效，以后历代中医药学家都对杜仲有所推崇，说明古人已认识到杜仲是一个补肝肾、强筋骨的良药。杜仲的树皮、树枝、树叶均含有杜仲胶，所以折断时有银白色的弹性白丝相连，胶丝多而密，银白色，富有弹性，可拉至1～3厘米才断，故有"丝连木"之称。杜仲味苦，微臭，嚼之始有颗粒感，后棉花感。杜仲不但是传统的名贵中药材，还是一种对付"三高"的"好武器"。

杜仲是世界上质量较高的天然降压药物。杜仲主要降压成分为松脂醇二葡萄糖苷。药理研究及临床应用证实，杜仲水提取物对低密度脂蛋

白氧化修饰具有抑制作用，并有降压作用，且降压疗效平稳、无毒、无副作用，主要通过直接扩张血管和抑制血管运动中枢而使血压下降。杜仲所含的多种药用成分，能加快血流速度，改善机体微循环功能，不但使它具有良好的降压作用，有效改善由高血压引起的头晕、失眠等症状，而且还有助于正常人预防血压升高的发生。

杜仲还有降脂、降糖作用。常吃杜仲能减少人体对坏胆固醇（低密度脂蛋白胆固醇）的吸收，并升高好胆固醇（高密度脂蛋白）。此外，从杜仲可分离的成分中能得到 5 种 α - 葡萄糖苷酶抑制成分，它们可以阻碍或延迟葡萄糖的生成以及肠道的吸收，从而维持体内适当的血糖值，具有较好的降血糖作用。因此，杜仲可作为糖尿病及肥胖者理想的食疗用品。

桑寄生可益血脉，适用于因肝肾血虚而致的腰痛、膝腿无力、风湿；孕妇若肾虚会有胎动不安的情况，可补肾安胎，为"安胎圣药"。现代研究已证实桑寄生有显著的降压、利尿作用。单用桑寄生煎汤代茶，对治疗高血压也具有明显的辅助疗效。用法：取桑寄生干品 30 克，煎煮 15 分钟后饮用，药渣再冲入开水浸泡后当茶饮，每日 1 剂。

有一位 49 岁的王女士，1999 年 3 月因反复头昏、头胀痛，伴头晕，心烦易怒，眠差多梦，四肢麻木而就诊。血压 170/100 毫米汞柱，中医诊断为眩晕（肝阳上亢），西医诊断为原发性高血压 I 级。给予天麻钩藤饮加减 4 剂，配合复方降压片 1 片，丹参片 2 片，肌苷 2 片，每日 3 次，共服药 4 天，血压正常稳定，自觉症状消失。后患者嫌煎煮中药费时麻烦而不愿再服汤药，求单方治疗，乃予桑寄生 30 克开水冲泡长期饮用，再配合以上西药同服 15 天后停药。多年来单以桑寄生泡水饮用治疗，血压控制满意，效果良好。

杜仲用于降压也可单独服用，如杜仲酒、杜仲散等；复方也可同枸杞子、栗子等补肾壮腰之品煮粥食用，如杜仲枸杞栗子粥。

◎ 杜仲酒

组成：炒杜仲 100 克，米酒 1000 毫升（或优质白酒 500 毫升）。

制法：先将炒杜仲洗净，切成细条后，放入盛酒的瓷坛中，加盖密封，浸泡 10 天，即可开封备饮。

用法：每次 20 ～ 30 毫升，每日 2 ～ 3 次。

功效：降压、强身，治疗劳损腰痛。临床观察到，杜仲的提取物、水煎剂和酊剂，治疗高血压有效率均在 80％ 以上。所含的木脂素类松脂醇二葡萄糖苷是降压的主要成分，并对血压具有"双向调节"作用。

◎ 杜仲散

组成：炒杜仲 200 克。

制法：将炒杜仲研成细粉，加入适量的蔗糖搅匀，分装 100 包。

用法：每日 3 次，每次服 1 包。

功效：可用于高血压病症见肾虚腰痛、腰膝乏力等。

◎杜仲枸杞栗子粥

组成：杜仲 10 克，枸杞子 10 克，栗子（去壳及皮）10 枚，大米 100 克。

用法：将杜仲加水煎取汁，入枸杞子、栗子共熬煮成粥，每日晚餐时食用。

功效：此粥不但有助于降压暖胃，还有一定健脾益肾的功效。对于只是血压高而血糖、血脂正常的人来说，经常食用对稳定血压大有裨益。

此外，杜仲叶也有同样的降压、"降三高"作用，取杜仲叶（切碎）15 克，白菊花 10 克，用开水浸泡，代茶饮；或取杜仲叶 15 克配夏枯草 10 克，水煎 1 小时后，取药液代茶饮，都能收到很好的降压效果。而用杜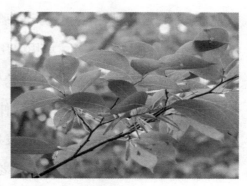仲叶和银杏叶水煎代茶饮，则是活血降脂的绝佳饮品。

20 世纪 50 年代以来，我国专家对杜仲的降血压作用进行了全面、系统的研究。1954 年上海同济医院内科和 1955 年天津第三医院内科有关杜仲治疗高血压病的临床观察报告显示，杜仲和杜仲叶具有显著治疗高血压病的功效。

1977 年，西北大学对家兔等动物进行了降血压作用试验，证实杜仲皮和绿叶均有显著的降血压作用；1978 年，贵州省药品检验所、贵州省中医研究所对猫、狗等动物进行的降血压作用试验结果表明，杜仲皮和杜仲叶对动物均有急性降血压作用。

1983 年，陕西省杜仲临床观察协作组用杜仲叶代杜仲皮治疗高血压病 621 例临床观察报告显示，杜仲皮和杜仲叶两组对高血压病伴有的主要症状均有一定的改善作用，杜仲叶组明显优于杜仲皮组。观察结果还显示，杜仲皮和杜仲叶治疗高血压病的一个重要特点是缓和、稳定、递增而持久，即随服药疗程增加而具有递增的降压效果；另一个重要特点是在其降压的同时，有明显改善症状的作用，首先表现为头昏减轻，精神振作，身轻体健，特别是老年妇女，更为明显。

有鉴于此，国内许多专家推荐：对临界高血压和第一、二期原发性高血压病患者，用单一杜仲类产品如杜仲茶、杜仲胶囊、杜仲口服液、杜仲软胶囊，以及用杜仲食疗偏方、经验效方等治疗，其长期疗效非常显著；对其他类型高血压病患者，单用降压药物效果较差，而用杜仲类产品、食疗验方与其他降压药物同时服用效果则更佳。不仅长期疗效非常显著，而且症状改善非常理想。又由于杜仲有很好的补肝肾功能，能预防降血压药物对肝肾功能的损伤和慢性并发症的发生。

常饮杜仲叶茶还有肯定的抗衰老作用。人体衰老的主要特征即蛋白质，尤其是胶原蛋白合成减慢，角质层更新速度也随之减慢。日本学者研究证明，杜仲叶提取物能刺激老龄模型大鼠的胶原合成。他们又对杜仲叶的甲醇提取物进行了研究，证明其能抑制衰老过程。

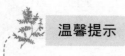
温馨提示

巧选药茶降血压

高血压患者在服用杜仲茶降压的同时，也可以辨证选择服用其他有降压功效的药茶偏方。在辨证选用偏方时，既要考虑降压作用，又要注重消除高血压患者的不适症状，如头痛、头晕、耳鸣、目赤、视物模糊、肢体麻木等。积极消除这些不适症状，有利于缓解患者的精神紧张状态，舒缓动脉血管，使过高的血压平稳下降，从而达到事半功倍之效。

1. 肝阳上亢，以潜求平

肝阳上亢型高血压见头痛头晕、面红目赤、头重脚轻、手抖肢麻、口苦便秘、苔黄、脉弦。应选用具有平肝潜阳作用的药茶。

★菊槐茶
组成：菊花10克，槐花10克，绿茶3克。

用法：三味共放茶杯内，冲入沸水，加盖浸泡10分钟即可。边饮边加开水，每日1剂。

功效：平肝祛风、清火降压。对早期高血压引起的头痛、头晕、目赤肿痛、眼底出血、鼻衄等效果较佳。

★二子茶
组成：决明子50克，枸杞子15克，冰糖50克。

用法：将决明子略炒香后捣碎，与枸杞子、冰糖共放茶壶中，冲入沸水适量，盖闷15分钟代茶频频饮用，每天1剂。

功效：益肝滋肾、明目通便，适宜于高血压引起的头晕目眩、双目干涩、视物模糊、大便干结等症状。

★夏枯草降压茶

组成：夏枯草10克，车前草12克。

用法：将夏枯草、车前草洗净，放入茶壶中，用沸水冲泡后代茶饮。每日1剂，不拘时饮服。

功效：清热平肝、利尿降压，适用于高血压头痛、头晕目眩等症。在饮用过程中应经常测量血压，以免血压相对过低而引起头昏。

2. 阴虚阳亢，以补治本

阴虚阳亢型高血压多伴眩晕耳鸣、视物模糊、腰腿酸软无力、面红口干、舌质红苔少、脉洪而数。宜用滋养肝肾，平肝降压类药茶。

★枸杞决明茶

组成：枸杞子10克，决明子10克，菊花3克，槐花6克。

用法：滚开水冲泡，代茶饮，每日1剂。

功效：补益肝肾、平肝降压，对高血压属阴虚阳亢者有效。

★桑寄生夏枯草茶

组成：桑寄生30克，夏枯草15克。

用法：水煎代茶饮，每日1剂。

功效：桑寄生补肝肾，具有降压、镇静、利尿作用，还能舒张
冠状血管，增加冠脉血流量；夏枯草清肝降压。故对高
血压因肝肾不足，腰膝酸痛者尤为适宜。

★黄精四草茶

组成：黄精20克，夏枯草15克，益
母草15克，车前草15克，豨
莶草15克。

用法：水煎代茶饮，每日1剂。

功效：滋肾健脾、平肝通络、利尿
降压，宜于脑血管硬化、肾
病水肿兼有高血压者。

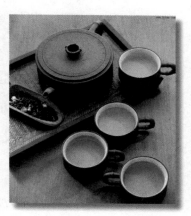

3. 降脂减肥，事半功倍

高血压患者体重增加，血压会进一步增高，而结合降脂减肥、
减轻体重，则有利于降低血压。服之有效的降压、降脂、减肥类药
茶，以30天为1个疗程，应坚持服用一段时间。

★山楂荷叶茶

组成：生山楂50克，荷叶15克，蜂蜜50克。

用法：二味共放锅中，加水1000毫升，用小火煎煮至300毫升

左右，滤去药渣，加入蜂蜜，倒入保温杯中代茶饮用，每天1剂。

功效：具有扩张血管，降低血压，降脂减肥的功效，对高血压、高血脂、冠心病兼身体肥胖者尤为适宜。

★山楂首乌茶

组成：生山楂30克，制何首乌20克。

用法：水煎代茶饮，每日1剂。

功效：山楂能改善冠状动脉供血，降低血脂；何首乌含有卵磷脂，能降低胆固醇，缓解动脉粥样硬化的形成，有益于防治老年心血管系统疾病。适宜于高血压、高血脂及冠心病者长期服用。

★三宝茶

组成：菊花6克，罗汉果6克，普洱茶6克。

用法：将三味共研粗末，用纱布袋（最好是滤泡纸袋）包好后，放入茶杯中，以沸水冲泡，不拘时频饮之。

功效：此茶最宜于"三高"（高血压、高血糖、高血脂）患者长期饮用。

黄芪擅治糖尿病，老偏方显神通诚为可信

症　状　糖尿病，消渴：多饮、多食、多尿，形体消瘦
老偏方　芪灵六味茶；黄芪猪胰瘦肉汤；黄芪山药粥

年届 74 岁的娄老，曾是一位长期患有糖尿病的"老病号"。俗话说"久病成良医"，更令人惊奇的是，为了找到能自我康复的良方，他在钻研《本草纲目》多年后，成为社区能治糖尿病的"名中医"。

说来话长，娄老患糖尿病已 30 多年，易渴、易饿、尿频，曾在 1 周内休克 3 次。30 年间，娄老几乎每周都要往医院跑，尽管吃了不少降糖药，然血糖控制的效果总不尽如人意。于是，娄老买来一套厚厚的《本草纲目》，看了一遍又一遍，还记了厚厚的一摞笔记。书中记载的成方大多较复杂，而且很多药材不好找，他从方子里提取出单味药材，组成新药方。经过几次试用后，娄老发现，原来的酸软疲倦没了，而且药方也没什么副作用，连相熟的老中医也认可方子。现如今的娄老，身体比以前好很多，多尿、多饮、多食的典型症状均已消失。我们不妨介绍一下这则偏方。

◎芪灵六味茶

组成：黄芪 15 ~ 30 克，灵芝片 3 ~ 5 克，枸杞子 6 ~ 9 克，
　　　五味子 6 ~ 9 克，刺五加 6 ~ 9 克，山楂 3 ~ 5 克。

> 用法：将上药用300毫升左右的开水冲泡，20分钟之后可饮用。
>
> 　　饮用时，将药液倒出一小部分，再加适量热水，稀释饮用。
>
> 　　把药当茶喝，随喝随倒，药每日一换。

据说，很多糖尿病患者用过这个偏方，而且有一百多位用过此方的患者，病情都有不同程度的好转。娄老女儿的单位有个同事总是昏昏沉沉、精神不振，一问才知也是糖尿病患者。"我爸有个偏方，拿来给你试试吧。"几个月后，同事果然精神好了很多。"这方子真不错。"同事逢人便说。

这个偏方中黄芪、灵芝可称得上是主药。说到黄芪，我就想到了黄芪治愈胡适消渴症的故事：我国著名学者、新文化运动代表人物之一的胡适先生，生前曾与黄芪结下过一段不解之缘。据1924年出版的《医学衷中参西录》记载：胡适因用功过度，得了"消渴症"（糖尿病的中医病名）。一朋友建议他服中药试试，于是胡适求诊于北京名医陆仲安（陆仲安曾为孙中山、张静江等治过病，20世纪20年代初即扬名京城）。陆仲安诊毕曰："此易事也，可服黄芪汤。"胡适服药后，"病竟霍然愈"。

从那时起，胡适先生便对黄芪有了比较透彻的了解。中年以后，胡适渐感身体疲惫，力不从心，便常用黄芪泡水饮用，特别是在讲课之前，总要先呷几口黄芪水，立刻精力倍增，讲起话来声如洪钟。胡适把这个诀窍告诉了周围的人，也使他们受益匪浅。

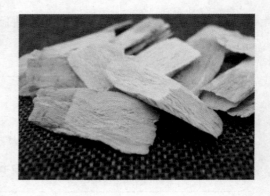

黄芪为补气之要药，可广泛用于一切气衰血虚之证。近代医

家张锡纯首先提出"黄芪滋阴"之说。他说："黄芪不但能补气，用之得当，又能滋阴。"他曾治疗一位患有"身热劳咳"的老妇人，先用六味地黄丸、左归饮之类滋肾阴药剂，不效。遂改用生黄芪六钱，知母八钱，服数剂后收到显效。张锡纯认为"盖虚劳者多损肾，黄芪能大补肺气以益肾水之上源，使气旺自能生水，能作适当配伍，则滋阴生水之功益著也"。如今临床证明，黄芪配生地黄、山药、天花粉，确能明显改善消渴症症状，对糖尿病属阴虚证型者有很好的疗效。

方中另一味主药是灵芝。古人把灵芝说成是"轻身不老，延年益寿"的"仙药"。实验研究发现，灵芝对实验性糖尿病动物确实有调节血糖的作用，还可以升高血清胰岛素。灵芝的降血糖作用除与其对胰岛 B 细胞的保护作用及升高胰岛素外，还可以抑制肾上腺素引起的血糖增高，灵芝还拮抗一些免疫学机制引起的血糖升高，这些都说明灵芝可能通过多种机制调节血糖。同时，对糖尿病患者的乏力、腰酸、腿软等症状也有明显的改善作用；而且能预防或延缓糖尿病的心血管并发症的发生，对糖尿病患者的心血管系统有保护作用。

枸杞子滋补肝肾，益精明目。能治虚劳精亏，腰膝酸痛，眩晕耳鸣，内热消渴，血虚萎黄，目昏不明。枸杞子有良好的降血糖作用，药理研究表明，枸杞子提取物可显著而持久降低大鼠血糖，增加糖耐量，且毒性较小。从中医学理论讲，糖尿病属"消渴"范畴。消渴以多饮、多食、多尿、消瘦为特征，阴虚烦躁为主要病机，病变脏腑为肺、胃、肾，而以肾为关键，故在治疗上应立足于补肾，肾藏精气，肾阴虚实质上都是肾中精气不足的表现形式，故采用枸杞子补肾益精，治疗中老年人糖尿病，符合中医治病求本的原则。

还有，方中五味子益气养阴，生津止渴；山楂消积散瘀，降脂通脉；

刺五加养肾益精，对抗疲劳。诸药对消除糖尿病的常见症状和防治并发症均有积极作用。所以，从整个方剂的配伍来看，确属治疗糖尿病之良方。

回过头来再说黄芪。黄芪是写入我国第一部药物专著《神农本草经》的 365 味药物之一，被《本草纲目》《本草求真》等中医古籍一致推崇为"补气之最"。黄芪应用于内科、外科、妇科、儿科、骨科、五官科等，有"一药多用"的美誉，是临床大宗、常用滋补中药，有"十方八芪"之说。黄芪是药膳之"药"，有以"黄芪"命名的药膳产品：黄芪茶、黄芪粥、黄芪酒等。下面再选介以黄芪为主药配制的食疗偏方若干则，以飨读者。

◎黄芪山药茶

组成：生黄芪 30 克，怀山药 30 克。

用法：煎水代茶饮。

功效：适用于糖尿病之偏于脾胃虚弱及肺气不足者。经临床验证，该方对某些糖尿病患者消除症状及降血糖、尿糖都有一定疗效。但对肺胃燥热或兼外感者不宜。

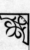

◎黄芪黑豆汤

组成：黑豆 60 克，黄芪 30 克。

用法：煮熟后加盐少许食用。

功效：补中益气，固表止汗。可用于糖尿病久病气虚、肌表不固、自汗不止者。

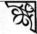

◎**黄芪蒸鸡**

组成：黄芪50克，老母鸡1只，葱20克，姜15克，料酒20克，盐少许。

用法：将黄芪洗净切片，与葱、姜一起放入鸡腹内，将鸡置入蒸盆，加盐、料酒、水适量，武火蒸2小时，即可食用。

功效：气血双补，温肾健脾。适合于糖尿病肾病合并水肿、蛋白尿患者食用。

◎**二黄滋阴降糖粥**

组成：黄芪30克，地黄膏（生地黄汁500毫升，白蜜125克，文火熬制成膏）2匙，粳米100克。

用法：将黄芪加水煎取药汁，加入粳米煮粥，粥熟后入地黄膏及酥油少许，即可食用。还可加山药、芡实研末同煮，取其清热养阴、润燥生津、涩精固肾之功。

功效：滋阴固肾。适用于糖尿病肾阴亏虚者，症见尿频量多，浑浊如脂膏，或尿甜，口干舌燥，舌红，脉沉细数。

◎**黄芪猪胰瘦肉汤**

组成：黄芪30克，山药30克，生地黄15克，山茱萸15克，猪胰1条，猪瘦肉60克。

用法：将前4味药水煎去渣留汁，入猪胰（切片）、猪瘦肉（切片）
　　　煮熟，调盐少许即可。饮汤食猪胰、猪瘦肉，每日1剂。

功效：生地黄、山茱萸可滋阴固肾，黄芪、山药甘温益气，猪
　　　胰润燥以脏补脏。功能温阳、滋肾、固摄。适用于糖尿
　　　病阴阳两虚者，症见小便频数，浑浊如膏，甚则饮一溲一，
　　　面色黧黑，耳轮焦干，腰膝酸软，形寒畏冷，阳痿不举，
　　　舌淡苔白，脉沉细无力。治益温阳滋肾固摄。

◎黄芪猪胰汤

组成：猪胰1个，黄芪30克，生地黄40克，山药40克。

用法：将猪胰洗净切片，加入黄芪、生地黄和山药，加水适量，
　　　文火炖煮，熟后食用，可酌加盐及调味品。食猪胰、喝汤，
　　　每日或隔日1剂。

功效：猪胰性味甘平，有益肺、补脾、润燥等功效。据研究，
　　　猪胰和人胰含有相似的化学成分，尽管加热处理后这种
　　　化学成分受到影响，但治疗糖尿病仍有疗效。猪胰和黄
　　　芪都有健脾润肺、养胃益肾的作用。猪胰与人胰具有相
　　　似的组织结构、化学成分和生理功能，这就是中医学通
　　　常所说的"以脏补脏"，猪胰直接作用于人体，调节人
　　　体的胰腺功能，产生"同气相求"补虚和引经的效果，
　　　达到扶正祛邪和治疗糖尿病的作用。

　　临床用猪胰食疗治糖尿病的偏方还有以下几种：①猪胰2条，蒸熟焙

干研末，贮于瓶中，每服 6 ~ 9 克，每日 3 次，以黄芪 30 克煎汤送服；②猪胰 1 条，薏苡仁 30 克，共煮汤，熟后加食盐调味，饮汤食猪胰；③猪胰 1 条，黄芪 30 克，共煮汤，熟后加食盐调味，饮汤食猪胰；④猪胰 1 条，怀山药 30 ~ 60 克，共煮汤，熟后加调味品食之。

◎黄芪山药粥

组成：黄芪 30 克，山药（研粉）60 克。

用法：将黄芪煮汁 300 毫升，去渣，加入山药粉搅匀后，小火熬制成稀粥。每日服用 1 ~ 2 次即可。

功效：适用于患糖尿病日久、脾肾虚弱的患者。

民间有"常喝黄芪粥，人老无病忧"之说。糖尿病为慢性疾病，患者多为阴虚或气阴两虚，所以，养阴补虚是糖尿病患者进补的重要原则。古今中医治疗糖尿病，大多以黄芪为主药。近年研究发现，黄

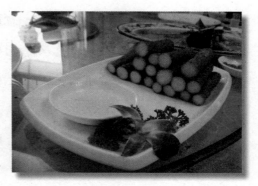

芪可通过多种途径增加胰岛素的敏感性、降低血糖。此外，黄芪还有提高免疫力、强心、利尿、降压、保肝、扩张血管、改善血液循环、降低蛋白尿的作用，这对于糖尿病及其并发症的治疗尤为适宜。来自武汉大学的一项课题研究首次揭示，中药黄芪对糖尿病患者具有增加胰岛素敏感性和降低血糖的作用。研究表明，中药黄芪抗高血糖的作用不是通过增加胰岛素

的分泌或释放，而是通过增加组织对葡萄糖的摄取和利用来介导的。黄芪还可通过增加糖原合成酶活性、胰岛素受体底物活性、蛋白激酶 B 和蛋白激酶 C 活性，使骨骼肌细胞心肌组织葡萄糖转运蛋白水平增加，使糖原合成酶活性增加而增加胰岛素敏感性，从而发挥降低血糖作用。

山药属温和的滋补药物，同样具有健脾补气的作用，而且能够辅助降糖。山药味甘，性平，能健脾补肺，固肾益精，养心安神、滋润血脉、疗诸虚百损，还可以起到扶正抗癌的效果，是一味培补中气的好药。《神农本草经》云："山药……主伤中，补虚羸，除寒热邪气，补中益气力，长肌肉，久服耳目聪明，轻身不饥，延年。"《本经疏证》认为薯蓣之功用"惟下气、止腰痛、强阴三项为特出"，故又称之为"强阴"。山药配黄芪能固表益卫，补中益气，利水消肿，主治消渴水肿。我还常用山药薏米粥作为某些糖尿病患者的调理药膳，疗效非常满意。方如：怀山药（轧碎）60 克，薏苡仁 30 克，共熬粥食。方中山药性味甘平，不寒不燥，有补益脾胃和养肺滋肾之功；薏苡仁味甘淡、性微寒，《本草纲目》和《本草拾遗》均载其能治消渴。本方对糖尿病有治疗作用，食后有饱腹感，可减少饭量，对各型糖尿病患者均较为适宜，尤以脾胃虚弱、口渴善饥者更佳。

有一则真实的故事最能说明问题。近代化工专家、著名的化工实业家、我国氯碱工业的创始人吴蕴初 (1891—1953) 先生，早年曾留学日本，专攻化学，研制味精获得成功，创办了上海天厨味精厂，中华人民共和国成立后曾在上海市人民政府任职。吴蕴初在中年时曾患有糖尿病，虽注射了当时治疗糖尿病的最新特效药，但长时间毫无效果。于是他改服中药黄芪、山药，或煎饮服，或熬粥食，竟出现了奇迹，每天查小便，尿中糖分逐渐减少，没过多久，缠身多年的糖尿病竟霍然而愈。

◎黄芪生地山药粥

组成：黄芪 15 克，生地黄 10 克，山药 250 克，糯米 50 克。

制法：将黄芪掰碎，生地黄捣碎成颗粒状，一同装入纱布袋扎
紧袋口，山药洗净切成小块，然后和洗净的糯米一同放
入锅内兑水同煮。

用法：每晚食用。黄芪、生地黄每日更换 1 次。

两年前的春天，宋莹女士在体检时发现空腹血糖为 6.9 毫摩 / 升，医生
让她吃降糖药，吃了几个月后她去医院复查，血糖指标仍居高不下。这时
她来到我的诊室，希望我能给她推荐一个降血糖的食疗偏方，于是，我让
她用黄芪、生地黄、山药、糯米煮粥喝，1 个月后她再到医院复查，空腹
血糖为 6.5 毫摩 / 升。宋女士至今仍坚持每天早晚食用此粥，现在餐前空腹
血糖为 6.1 毫摩 / 升，趋于正常。

在中医临床上，黄芪配山药是治疗糖尿病的常用"对药"。黄芪味甘，
性微温，偏于补脾阳，山药味甘，性平，侧重于补脾阴，山药含有黏蛋白、
淀粉酶等，其中黏蛋白在体内水解为有滋养作用的蛋白质和糖类，淀粉酶
有水解淀粉为葡萄糖的作用，对糖尿病有一定的疗效。黄芪和山药一阴
一阳，阴阳相合，相互促进，相互转化，共收健脾胃、促运化、敛脾精、
止消渴之功。生地黄亦是治疗糖尿病的常用药，甘寒多汁液，性凉而不滞，
质润而不腻，功专养阴、清热、生津止渴。以上三味药相互作用，可以达
到降血糖的作用。建议将糯米换为粳米，具有护胃、生津、增力、养人等
功效。但粳米也属于主食，不宜多食 (控制总量)，否则血糖还会升高。

温馨提示

糖尿病患者不可忽视饮食疗法

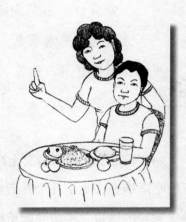

中医学认为糖尿病的发生和饮食有关，饮食控制的好坏直接影响着治疗的效果。孙思邈是世界上最早提出饮食治疗的先驱，他曾提出糖尿病患者"慎者有三，一饮酒、二房室、三咸食及面"。唐代王焘还提出了限制米食、肉食及水果等。他们均强调，不节饮食"纵有金丹亦不可救"。

任何一种糖尿病类型，任何一位糖尿病患者，在任何时间内都需要进行饮食治疗。饮食治疗的作用表现在三个方面：一是能控制血糖；二是可降低体重；三是增加机体对胰岛素的敏感性。糖尿病饮食治疗的原则包括以下几点。

★控制总热量。

★合理安排糖类、脂肪、蛋白质等营养物质的比例，做到科学、平衡地饮食。

★少食多餐，一天不少于三餐，米面等一餐不多于100克是比较合适的吃法。

★高纤维饮食，利于血糖的下降和大便的通畅。

★清淡饮食，不吃糖，少吃盐。

★少喝酒。

五十肩，肩周痛，妙用桑枝经络通

症　状　肩部疼痛，夜间为甚，活动受限如冻结状
老偏方　桑枝酒；醋调二乌樟脑散；桑枝蚕沙茶；桑枝生姜汤

肩关节周围炎（简称肩周炎）是肩关节及其周围软组织发生退行性改变所引起的以肩关节疼痛为主，先呈阵发性酸痛，继之发生运动障碍的一种常见病、多发病。患有肩周炎的患者，自觉有冷气进入肩部，也有患者感觉有凉气从肩关节内部向外冒出，故又称"漏肩风"。

本病属中医学的"肩痹""肩臂痛"范畴，多发生于 50 岁以上的中老年人，故有"五十肩"之称。因其以肩关节及其周围疼痛，功能活动障碍为特征，故又称"凝结肩""冻结肩"。多因年老体虚，风寒湿邪乘虚而入，致经脉痹阻；或外伤劳损，瘀血留内，气血不行，经筋作用失常而导致本病。

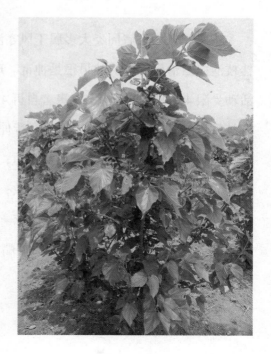

肩周炎疼痛特点是胳膊一动就痛，不动不痛或稍痛，梳头、穿衣、提物、举高都有困难。发

作严重时疼痛难忍，彻夜不眠，甚至生活不能自理，肩臂局部肌肉也会萎缩。肩周炎是一种慢性病，要是缠上了你就会让人痛苦不堪。

我给大家介绍两个偏方，相信对解除肩周炎的病痛会有帮助。

◎桑枝酒

组成：桑枝、桂枝各 30 克。

制法：将其切成小段，然后泡在 500 毫升的优质白酒中（38 度即可），再将其密封后置于阴凉处。

用法：每日摇晃 3～5 遍。5～7 天后，泡好的桑枝酒即可饮用。每次取 10～15 毫升佐餐饮用，每日 1～2 次。

中医学认为，肩周炎大多属于风寒湿痹，可以用药酒来防治，桑枝、桂枝泡白酒治肩周炎的效果很是神奇。现年 52 岁的张女士，因右肩疼痛，活动受限 4 个月来我处就诊。患者自诉 4 个月前右肩夜卧受凉后出现疼痛，持续性隐痛、胀痛，外展、抬举、背伸均受限。得病 1 个月后采用针灸治疗 1 周，病情稍好转，2 天后又加重；贴麝香追风膏、万通筋骨贴无效，自行采用老尘土用醋炒后外敷亦无效；每晚吃止痛药后方可入睡。察其舌脉：舌质淡，苔薄白，脉沉紧而弦。根据张女士的病情，我建议她服用桑枝酒，10 天为 1 个疗程；同时用醋调二乌樟脑散热熨痛处。

◎醋调二乌樟脑散

组成：川乌、草乌、樟脑各 90 克。

用法：共研细末，装瓶备用。取药末适量，用醋调成糊状，敷于压痛点，约 0.5 厘米厚，外裹纱布，用热水袋敷 30 分钟，每日 1 次，连用 5～7 天为 1 个疗程。

功效：祛风散寒，通经活络。

患者服用桑枝酒并行局部中药热熨 1 个疗程后，疼痛消失，活动轻度受限，特定角度仍有疼痛，后继续用药 1 个疗程而痊愈。

为什么桑枝酒有治疗肩周炎的功效呢？这是因为此药酒中的桑枝性味苦、平，有祛风湿、通经络、利关节、行水气等功效。明代李时珍的《本草纲目》说：桑枝"能利关节，除风寒湿痹诸痛"，《岭南采药录》说它能"祛骨节风疾"。宋代医家许叔微在《本事方》中曾记述，自己一度患臂痛，诸药不效，遂改用桑枝一味煎水服，数剂而愈。他指出"观《本草切用》及《图经》言其不冷不热，可以常服"，可谓经验之谈。方中桂枝性温，味辛、甘，可温经通脉、助阳化气、散寒止痛。桂枝中所含的桂皮醛、桂皮酸钠等有效成分，可以扩张血管、提高痛阈值、抗菌、抗病毒；药理研究表明，桂枝所含桂皮醛有镇静、镇痛作用。白酒具有温经散寒、通络活血的功效，而且是一味药引，用白酒泡桑枝、桂枝，可以增强它们的功效，引药性直达病所，所以对肩周炎疗效甚好。

醋调二乌樟脑散中川乌、草乌能祛风除湿，温经止痛。药理研究证实，川乌、草乌具有较好的抗炎作用和较强的镇痛（局部麻醉）、抗变态反应作用及促肾上腺皮质样作用。这些都是治疗风湿痹痛取得疗效的机制。樟脑芳化除湿，温散止痛，与川乌、草乌配伍并辅以局部热熨，既能温经止痛，其温散作用又能松解局部粘连，诚为良方。

治疗肩周炎，还有下列偏方可供选用。

◎桑枝蚕沙茶

组成：嫩桑枝30克，蚕沙15克。

用法：嫩桑枝切碎，晚蚕沙（纱布袋包）。加水500毫升，煎沸闷30分钟后，取出药液置保温瓶中。代茶饮用，每日1剂。

功效：祛风除湿，活血定痛。主治：①风湿侵犯，气血受阻所致的肢体关节或肩臂疼痛，屈伸不利；②高血压患者出现的手足麻木；③单纯抗链球菌溶血素"O"增高，或伴有轻度的关节酸痛。

方中桑枝是治疗上肢臂痛要药。《现代实用中药》说它能"治高血压，手足麻木"。根据药理学研究，桑枝能提高淋巴细胞转化率，治疗慢性布鲁菌病有效，并有显著的降血压作用。蚕沙功能祛风除湿、活血定痛，《本草纲目拾遗》称它能"去风缓诸节不随"，治"皮肤顽痹"及"腰脚疼冷"。

◎桑枝生姜汤

组成：桑枝50克，生姜50克，透骨草20克，鹿角胶（烊化分冲）
　　　20克。

用法：水煎服，每日1剂。

功效：祛风散寒，通络止痛。适用于风寒湿偏胜之肩周炎。

本方重用生姜发散风寒止疼痛，桑枝祛风通络，且其微寒可制约生
姜温燥之性，透骨草搜骨祛风，鹿角胶温补肝肾，益精血。全方内补外散，
使风寒祛而正气复，邪阻之经得通，失荣之络得养，则疼痛自止。

生姜不但是厨房必备的调味品，同时也是一味用途广泛的中药，而
以其治疗肩周炎更值得一提。生姜首载于《神农本草经》，书中将其列
为"上品"。《伤寒杂病论》中治疗汗后筋脉失养身疼痛的桂枝新加汤，
治疗诸肢节疼痛、身体尪羸、脚肿如脱的桂枝芍药知母汤均用到生姜。此
两方为治疗疼痛具有代表性的方剂，方中生姜用量均比较大，可见张仲景
当时已经把生姜作为温经散寒止痛的一味主药使用。近十几年来，姜在舒
缓疼痛、辅助治疗关节炎上的效果备受瞩目。风湿病专家在250名骨关
节炎患者中进行过一项实验：在6周的疗程中，一组患者每天两次服用
含有生姜成分的药物255毫克，另一组患者则服用不含生姜成分的药物。
2/3服用了含有生姜成分药物的患者反映，他们感觉病痛减轻，其效果远
远高于另一组的患者。美国专家研究发现，对于关节炎患者，高纯度的生
姜提取物可改善其膝关节疼痛症状。丹麦生物化学家莫腾·韦德纳1999

年 6 月 15 日也在纽约宣布，他们花费 400 万美元经过长达 7 年的研究，并通过对丹麦、新加坡和美国近千名患者的临床试验，证明生姜中的滋纳辛成分对治疗关节疼痛有独特功效。丹麦奥丹斯大学教授奇斯纳说，风湿性关节炎患者连续食姜 3 个月，肿痛症状大大减少，关节僵硬现象亦缓解。日本学者指出，每次吃 1/3 茶匙的姜粉，每日 3 次，坚持吃上一段时间，对风湿性关节炎确有奇效。由此可见，生姜具有很好的止痛效果。

曾治杨某，男，59 岁，患者右肩部疼痛十年余，活动受限，手臂不能上抬至肩，每至凌晨 4:00—5:00 即发生针刺样疼痛，痛不能寐，局部有寒冷感，刮风下雨时加重，清晨穿衣困难，诊断为"肩周炎"。3 年间，患者经针灸、拔火罐、口服西药止痛片、封闭等多方治疗，均未获效。查体：局部皮肤无红肿，轻压痛，右臂不能上举。辨证为风寒外袭，久病体虚。予上方煎服，每日 1 剂。患者服药 2 剂即疼痛大减。继后略减药量，巩固治疗，遂十余年疼痛消失，手臂活动也较前灵活，早晨可以顺利穿衣。

◎**姜芋泥**

组成：芋头 100 克，生姜 50 克。

制法：将芋头去皮，捣成泥状；生姜洗净捣烂榨汁，姜汁放入芋头泥中，再加少许面粉（可减少生姜及芋头对皮肤的刺激性），搅拌成糊状，摊在干净纱布上敷于痛处，并用保鲜膜覆盖固定即可。

用法：每日 2 次，一般 3～5 天见效，若出现皮肤发痒则应停用。皮肤敏感者可在患处涂一层油再敷。

肩周炎发作时，可外敷姜芋泥来缓解病痛。生姜，明代李时珍在《本草纲目》记载，姜"生用发散，……捣汁和黄明胶熬贴风湿痛"。清代名医张锡纯称："鲜姜之辛辣开通，热而能散，故能温暖肌肉，深透筋骨，以除其凝寒痼冷，而涣然若冰释也。"姜中的辛辣成分可使肩周血管扩张充血，改善肩关节血氧供应，还可松弛肩周肌肉，减轻肩周肌紧张。芋头中的有效成分可缓解肩关节的红肿热痛，有利于炎症吸收。这样做不仅可治肩周炎，还能预防其发生。

此外，肩周炎慢性期而体虚风湿阻络者，可服桑枝鸡汤调治。用法：老桑枝60克，老母鸡1只，盐少许。将桑枝切成小段，与鸡共煮至烂熟汤浓即成，加盐调味，饮汤吃肉。此方具有祛风湿、通经络、补气血之效。

 温馨提示

勤动肩关节，防止肩粘连

患者平时衣着应温暖，特别注意肩部的保暖，勿汗出当风或冷水冲淋，夜卧勿露肩，不要冒雨淋水，夏日不宜用电风扇直吹肩部，以免诱发肩周炎或加重病情。

在日常劳动中注意保护双肩，防止外伤和劳损，不宜长时间单手提重物，肩部不宜长时间受压和过度牵拉。

平时积极进行体育锻炼，特别注意肩部的活动，做臂上举、外展、旋肩等活动，并可配合肩部和足部肩关节反射区的保健按摩，以保持肩关节的滑利。

肩周炎发作时，不能因疼痛而不动，在能忍受的前提下，多进行肩关节各种方向的运动，以减轻粘连。

当上肢骨折或肩部软组织损伤后，不要固定过久，防止肩部软组织粘连。

治中老年人腰痛，服鳖甲散、核桃膏有特效

症　状　腰酸，腰痛

老偏方　鳖甲散；核桃补骨脂膏

俗话说"患者腰痛，医生头痛"，医生遇到腰痛的患者为何会如此尴尬呢？

腰痛是指下背部、腰骶一侧或双侧的疼痛，可伴有或不伴有下肢的放射痛。它是一种症状，也可以说是一种综合征，而不是疾病的名称。

自从人类进化为直立行走动物后，由于一生中大部分时间都

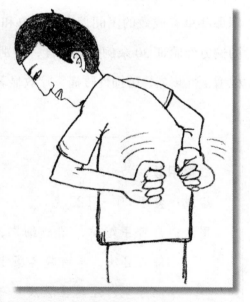

是站或坐的状态，加上脊柱腰段生理性前凸，而骶段后凸，当直立活动时，各种负荷应力均集中在腰骶段，尤其是两个相反弯曲的交界处，故该处容易发生急、慢性损伤及退行性变化。此外，比较复杂的情况是：除脊柱局部病变可以引起腰痛外、许多相邻器官或全身性疾病也会波及腰部出现腰痛，所以腰痛很常见，60%～80%的成人有患病史，其中，以中

老年人居多。

有资料显示，50%以上的下腰痛初次发作4～8周内可以治愈或自愈，但复发率高达85%，此外，一些复杂腰痛如果医生对病因不明、治不对路，则腰痛经久不愈。因此一般的医生在遇到复杂腰痛经久不愈或普通腰痛反复发作常束手无策，这就是"患者腰痛，医生头痛"的症结所在。

那么，腰痛真的这么难治吗？老祖宗有句话很有道理："非不治也，未得其术也！"

我临证四十余载，每每与腰痛患者不期而遇，因而在治疗上除采取中医辨证论治，用中药、针灸按摩加理疗外，特别注重搜集、整理和应用那些卓有成效的民间偏方、验方和秘方。这其中就有一则"鳖甲散"的偏方经验证30余例疗效颇佳，特别是对一些损伤性腰痛、中老年人腰椎增生性腰痛、劳损性腰痛，疗效显著。兹录之于下。

◎鳖甲散

组成：鳖甲60～120克。

用法：将鳖甲焙黄，研成细末，分成每包10克。每次1包，每日2次，早、晚各服1次。根据腰痛引起的原因及辨证分型，注意在服法中巧妙配伍中药煎汤送服：①湿热腰痛，用盐水炒黄柏15克煎水送服；②寒湿腰痛，以熟附片（盐水炒）15克煎水送服；③腰肌劳损、骨质增生腰痛者，用盐水炒杜仲15克煎水送服；④损伤腰痛，用川牛膝15克煎水送服；⑤肾虚腰痛，以淡盐水送服即可。

鳖甲治腰痛验方是老祖宗留下的宝贵财富。早在汉末《名医别录》中就记载，鳖甲可治"血瘕腰痛"。用鳖甲散治腰痛则首见于晋代葛洪的《肘后备急方》，书中说"卒得腰痛不可俯仰：用鳖甲炙研末，酒服方寸匕，日二"。"卒腰痛"应该属于通常所说的急性腰扭伤或突发的腰椎间盘突出症。近代岳美中先生的弟子所编著的验方中也收录了鳖甲散，主要治疗劳损性腰痛。相传，有一位财主年老患腰腿痛久治不效，后重金请名医岳先生开出此方，配成药酒一剂而愈。此方遂为那位财主所藏，并把它写在墙上，后来为一有心人发现，故在民间流传至今。

临床应用鳖甲散治腰痛屡用屡验，其适应证几乎囊括湿热腰痛、寒湿腰痛、肾虚腰痛、腰肌劳损、腰椎骨质增生及损伤腰痛。不妨试举一例：邵某是乡政府工作人员，8年前因墙塌壁倒被压于砖石堆中，幸得及时抢救脱险，当时双下肢完全失去知觉，二便失禁，经某医院诊为第4～5腰椎压缩性骨折并截瘫。3年后在另一家医院诊为第4腰椎脱位，伴双下肢不完全截瘫，即做椎管减压术。术后经中西药物及理疗等综合治疗，虽能执杖行走，唯双下肢及腰部刺痛几乎天天发作，每于东南风起或阴雨多雾之日则刺痛更剧。发作时痛如刀割，苦不堪言，一般镇痛药物已失去效应。患者诉神疲乏力，自汗脱肛，诊见双下肢肌肉萎缩，舌体胖，有紫气，苔薄白，脉细濡。据其证当属气虚血瘀型腰腿痛。予鳖甲散60克，分成6包，每日早晚各服1包。另每日重用生黄芪120克、川牛膝(盐水炒)60克煎汤，分2次送服鳖甲散。3天后复诊，患者喜告刺痛消失。后再予上方续服3天，痛未复作。

用鳖甲散治腰痛，辨证用方也不可忽视。

湿热腰痛，多表现为腰痛处伴有热感，热天或雨天疼痛加重，活动后可减轻，尿赤。舌苔黄腻，脉滑数。治则为清热利湿，舒筋通络。当用鳖甲散以盐炒黄柏 10 克煎汤送服。

寒湿腰痛，腰部冷痛重着，转侧不利，静卧不减，阴雨天加重。舌苔白腻，脉沉。治宜散寒祛湿，温通经络。可用鳖甲散以附片（应煎 1 小时以上）煎水送服。我在临床上常配合《奇效验秘方》之干姜苍术散热敷，收到满意疗效。用法：干姜 50 克，苍术 10 克，当归 15 克，白酒适量。将前三味药研细末，过筛，加入白酒调匀，蒸热，于患部外敷热熨。每日 2～3 次，每次 30 分钟。

肾虚腰痛，腰痛而酸软，喜按喜揉，足膝无力，遇劳更甚，卧则减轻，常反复发作。脉沉细或细数。治宜补肾益精，强筋壮骨。可用鳖甲散以淡盐水送服。继后巩固，可服补骨脂粉：补骨脂 10 克，炒后研为末，饭前温黄酒冲服，每日 1 次。如此调理，则腰痛很少反复，疗效称佳。也可用肉桂 30 克，吴茱萸 90 克，生姜 120 克，葱白 30 克，花椒 60 克，共炒热，以绢帕包裹，熨痛处，冷则再换炒热。我们体会到，在治中老年人肾虚腰痛及腰肌劳损时，热敷能起到温肾止痛的作用。

鳖甲性平，味咸，入肝肾二经。我们的经验是，用鳖甲治腰痛其奥妙主要在于用盐，中医学认为"咸能入肾"，用盐之咸味，偕鳖甲直达病所，再各随其致病原因选用相应的药物，则腰痛可除也。诸腰痛皆可用鳖甲，是因为阴气之专，它能入三阴而行其积，是有得于气之相应者矣，方中药味虽少，但用法严谨合度，故能左右逢源，投之无不立效。

在门诊，我经常见到一些腰痛的中老年朋友，当我告诉他们，如果把肾护好了，腰自然就不会有问题的时候，很多人都觉得不可思议。其实，中医有句经典的话叫"腰为肾之府"，这五个字的意思很简单，可以通俗地理解为"腰是肾脏的家"，反过来就是说肾是腰的主人。所以经常腰痛的患者，如果没有器质性病变，就该补补肾了，尤其是中老年患者。

古话说："肾气一虚，腰必痛矣。"肾主骨生髓，如果肾精不足，骨的支撑力就会减弱，那么，首先受到影响的就是腰部。所以，护肾就要先护腰。治中老年人肾虚腰痛，首推核桃补骨脂膏。

◎核桃补骨脂膏

组成：核桃仁600克，补骨脂300克，蜂蜜1000克。

制法：将核桃仁研极烂碎，补骨脂以酒蒸，烘干后研为细末，
　　　加入蜂蜜调如饴，贮瓶备用。

用法：每晨以温黄酒100毫升送服1大匙（约15克），不能
　　　饮酒者可用温热开水调服。

这是《医学衷中参西录》记载的一则古代治腰痛之偏方。清代名医张锡纯认为，核桃"为滋补肝肾、强健筋骨之要药，故善治腰痛腿痛，一切筋骨疼痛"。方中补骨脂属火，入心包命门，能补相火以通君火、暖丹田、壮元阳；胡桃属木，能通命门、利三焦、温肺润肠、补养气血，有木火相生之妙。张氏于临证时常用此古方治中老年人下焦虚寒之腰腿痛，每获奇效。本方亦可治中老年人虚寒喘嗽。

上方加杜仲500克，生姜炒蒜120克，同为丸，名青娥丸。可治肾虚腰痛。张氏指出："此方不但治肾虚腰疼也，以治虚寒腿疼亦极效验。"曾治一位年过六旬老年妇女，腰腿痛年余不愈，其脉两尺沉细，嘱其每日服用青娥丸，月余痊愈。

温馨提示

腰痛当护肾，补肾偏方多

★杜仲灵仙汤

组成：杜仲20克，威灵仙15克，猪肾1～2个。

制法：将杜仲、威灵仙分别研细面调匀；再取猪肾破开，洗去血液，剔除臊腺，放入药粉，摊匀后合紧，放入锅内，加水少许，置火上久蒸至猪肾烂熟，适当加入盐、姜、葱调味即可。

用法：吃猪肾，饮汤，每日1剂。

功效：适用于中老年人肝肾亏虚兼风寒湿痹型腰痛。

★黑豆杜仲枸杞饮

组成：黑豆30克，炒杜仲15克，枸杞子12克。

用法：水煎服，每日1剂。

功效：补肾强腰，用于中老年人肾虚腰酸腰痛、慢性腰肌劳损等。

★狗脊补肾壮腰汤

组成：狗脊、川续断、菟丝子各30克。

用法：水煎服，每日1剂。

功效：可以起到壮腰、填精、补肾、强骨的作用。一般来讲，对于老年人腰痛属肾虚者，坚持喝1周就可以明显看出效果了。

说到这个方中的狗脊，大家看了可能会误认为是狗的脊骨。其实，这个方中的狗脊是一味中草药，为蚌壳蕨科植物金毛狗脊的干燥根茎。因为它看起来像狗的脊梁，所以人们称之为"狗脊"。中医学有种说法叫"以形补形"，就好比核桃仁比较像人的大脑，吃了可以补脑安神一样。中医临床上，狗脊补肾壮骨的作用是确定的。续断补肝肾，强筋骨，续折伤，止崩漏，对腰膝酸软和筋伤骨折都有很好的效果。菟丝子补肾益精，诸药合用，则能起到壮腰、填精、补肾、强骨的协同作用。

★核桃猪尾巴汤

组成：骨碎补50克，狗脊50克，核桃肉(或花生米)50克，大枣
　　　10枚，猪尾巴1条。

制法：将骨碎补、狗脊以纱布包裹；猪尾巴切成半寸厚的段，
　　　诸味合在一起，并加入少许盐同煎煮，待猪尾巴烂熟时
　　　即可。弃去药包，食猪尾巴、核桃、大枣，饮汤。

用法：能饮酒者可同时温饮黄酒50～100毫升。每日1～2次，
　　　2天见效，一般3～5天可愈。

老年人患膝关节炎，独活茶与四神煎巧用多灵验

症　状　膝关节肿痛，屈伸不利，步履艰难

老偏方　独活茶；四神煎

70岁的李女士，腰酸无力，膝关节肿胀疼痛，活动受限二年有余，而且伴有双下肢怕凉、麻木，走起路来因膝关节疼痛难忍而步履蹒跚，疼痛遇寒时加重。李女士吃了不少西药和中药，效果却不理想，而且一停药膝关节疼痛就会加剧。她听说我对古医籍和民间的偏方有所研究，就请求我能否给她介绍一个偏方试试看。针对老人家的膝关节疼痛属风寒湿痹，我建议她服用独活茶。她按我说的药方连续服用1周后，疼痛若失。再连续服了2周后，膝关节肿胀、麻木症状也明显改善了，腰不酸、腿不软，双下肢不再畏寒怕冷，如今步履行走一如常人。

◎独活茶

组成：独活150克。

制法：将独活研为粗末，贮瓶备用。每日取药末30克，放入保温瓶中，用

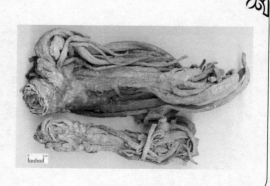

沸水 500 毫升冲泡，盖闷 15 分钟后代茶饮用。

用法：1 日内分数次饮完。

功效：祛风胜湿，散寒止痛。适用于风寒湿三邪侵入，气血流行不畅而产生的腰、膝、足、胫筋骨疼痛；也可用于风寒头痛、恶寒、发热、身体疼痛、腰腿酸痛。

　　独活为伞形科植物重齿毛当归的干燥根。独活在《名医别录》中称为"独摇草"，《本草纲目》称之为"长生草"。味辛、苦，性温；入肾、膀胱经。功能祛风胜湿，散寒止痛。用于风寒湿痹，腰膝酸痛，手脚挛痛等。《名医别录》说它能"疗诸贼风，百节痛风无久新者"；《本草正》说它"专理下焦风湿，两足痛痹，湿痒拘挛"。《药品化义》云："独活，能宣通气道，自顶至膝，以散肾经伏风，凡颈项难舒，臀腿疼痛，两足痿痹，不能动移，非此莫能效也。……又佐血药，活血舒筋，殊为神妙。"药理学研究证实，独活具有明显的镇痛、镇静和消炎作用，对大鼠甲醛性脚肿有一定抑制作用，能使炎症减轻，肿胀迅速消退；还有明显的降压作用以及解痉挛、抗菌等作用，独活煎剂对人型结核菌有抑制作用，所含伞形花内酯对布鲁杆菌的抑制作用非常明显。此药茶主要用于祛风湿、治痹痛、治疗风湿性关节炎偏于风寒性效果较好，尤其是对下半身疼痛如腰腿痛、膝关节痛效果更为明显。不过，需要注意的是，独活性温易伤阴液，证属阴虚血燥者当慎服。

　　独活是治疗风湿痹证之要药。《本草正义》谓："独活为祛风通络之主药，……为风痹痿软诸大证必不可少之药。"临床用于治疗风寒湿痹痛，以下部寒湿重者最为适宜。下面介绍几则独活治风湿痹痛的偏方。

◎独活茉莉花茶

组成：独活 10 克，茉莉花茶 3 克。

用法：以 300 毫升开水冲泡后饮用，冲饮至味淡。

功效：祛风湿，散寒止痛；抗炎镇痛，镇静催眠。可用于治疗
　　　风寒湿痹，腰膝酸痛，手足挛痛，以及头痛、牙痛；慢
　　　性支气管炎。此外，以独活 20 克，水煎煮代茶饮，每日
　　　1 剂。可治风痹，腰膝关节疼痛，痛无定处。

◎桑枝独活茶

组成：独活 25 克，桑枝 25 克，川牛膝 50 克，枸杞子 50 克，
　　　羌活 15 克，鹿茸 7 克。

用法：将所有茶材用水洗净；把洗净的茶材放入锅中，加适量
　　　水煎煮 30 分钟，滤出药汁即可饮用。建议一煎药汁分 2
　　　天饮用，每日分 3 次；药渣冷藏保留，第 3 天加水作第
　　　二煎，服法同前。每 4 日服 1 剂，10 剂为 1 个疗程。

功效：此方适用于风湿病、类风湿关节炎。证属风寒湿痹，肢
　　　体关节疼痛，遇寒加剧，伴腰膝酸软，畏寒肢冷。

◎独活苍术汤

组成：独活 10 克，川芎 10 克，苍术 10 克，防风 10 克，细辛

4克，甘草3克。

用法：水煎服，每日1剂。此方来源于《症因脉治·卷一》，寒甚，
　　　可酌加生姜、桂枝。

功效：温经散寒，除湿止痛。主治少阴寒湿腰痛，不能转侧，
　　　头痛身痛，无汗拘紧，脉左尺细紧。现代有人用此方加
　　　味治坐骨神经痛54例，总有效率达88.9%。

◎独活人参酒

组成：独活45克，白藤皮15克，羌活30克，人参20克，黄
　　　酒适量。

用法：将前4味共研粉末，和匀备用。用时每取药末10克，
　　　加水150毫升，黄酒50毫升，煎至150毫升，去渣，
　　　待温，不拘时候，每次温服20～30毫升。

功效：本方来源于《太平圣惠方》。具有祛风湿、益气血之效。
　　　主治产后中风(产后风湿痹证，肢体关节疼痛)，困乏多汗，
　　　体热头痛。

◎独活当归酒

组成：独活、杜仲、当归、川芎、熟地黄、丹参各30克，优质
　　　白酒1000毫升。

制法：将上药研成粗末，用酒浸于净瓶中，密封，近火煨，一

昼夜后候冷即可饮用。

用法：随量，不拘时候温饮，常令有酒气。

功效：方出《圣济总录》。具益肾强腰、散寒祛湿、活血止痛之效。主治风湿性腰腿疼痛。

◎独活粥

组成：独活 10 克，大米 100 克，白糖少许。

用法：将独活择净，放入锅中，加清水适量，水煎取汁，加大米煮粥，待熟时调入白糖，再煮一二沸即成，每日 1 剂。

功效：祛风胜湿，散寒止痛，适用于外感风寒，风寒湿痹，周身疼痛，骨节酸痛等。

提起膝关节炎，我想起了一则治疗鹤膝风的古老偏方——四神煎。那是 1982 年 3 月，我刚从学校毕业走上中医临床不久，院内在 X 光室工作的张医师，他的父亲张老时年 68 岁，因患骨膜炎膝关节肿大疼痛、关节腔积液、膝部变形如鹤膝。西医同事每天将大针头连着注射器，刺入他的膝关节腔抽积液，接着又向腔内注射泼尼松龙注射液，如此十余日终不能愈，而且隔上二三日不抽液不注药，则肿胀疼痛更甚，步履维艰。在通过西医治疗无果的情况下，那位张医师想到了我，问我用中医药疗法能不能治好。我告诉他，本病属中医学"鹤膝风"的范畴，我曾读过清代鲍相璈的《验方新编》，那上面记载有一则"四神煎"的古方，不妨一试。张医生让我为他父亲出具药方，于是我提笔开出了下面这则处方。

◎**四神煎**

组成：生黄芪 240 克，川牛膝 90 克，远志肉 90 克，石斛 120 克，金银花 30 克。

用法：先煎前 4 味，用水 10 碗，煎至 2 碗，再加入金银花 30 克，煎至 1 碗，顿服。服后觉两腿如火之热，即盖暖睡，汗出如雨，待汗散后，缓缓去被，忌风。

功效：扶正养阴，清热祛湿，解毒活血，通利关节。

张医生一看处方顿时咂舌，剂量之大让他惊诧不已，窦生疑虑。其他医生观此方更是窃窃私语："给牛吃药也不能下这么大剂量！"人人见之摇头。我深深理解他们的疑虑，何况自己毕竟

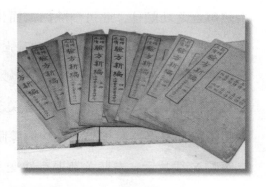

未曾有临床验证实例，实难服众。我只得搬出当时最具权威性的医学刊物《中医杂志》，打开 1981 年第 3 期，向他们解读了《岳美中老大夫医话二则》一文，岳老在文中说："鹤膝风，膝关节红肿疼痛，步履维艰，投以《验方新编》四神煎恒效。……历年来余与同人用此方治此病，每随治随效，难以枚举。"岳美中（1900—1982）是近代中医大家，在中医学术界享有崇高的威望，受到全国中医、中西医结合工作者的爱戴。当我如此这般地解释说明后，也还有人将信将疑。倒是张老本人满满地赞赏："我就用这后生开的药！不要再抽液注药了，疼痛难受不用说，多日不见

明显效果更让人无法接受。"在张老的坚持下，中药就如法煎制服用了，服药 1 小时后，双下肢微汗出而痛立减，3 天之内肿痛全消，诸症若失。

四神煎药虽仅五味，但组方严谨，照顾全面，堪称药简量大，功专效宏。黄芪一药重用，味甘性温，为补气圣药，又善祛大风，并可固表止汗，托疮排脓。气乃血帅，气行则血行，血行风自灭。正气充足，邪自易除，重用黄芪，用来扶助正气以统领诸药直达病所，蠲痹除滞，驱邪外出；川牛膝味苦、酸，性平，强健筋骨，祛风除湿，逐瘀通经，通利关节，尤善治膝关节屈伸不利，关节痹痛，足痿筋挛，宣散降泄诸功俱备；石斛味甘淡，性偏寒，养阴生津清热；远志味辛、苦微温，补益心肾，以杜绝邪气内传之路，预安于未受邪之地，又能祛交阻之痰气，消痈肿而止痛；金银花甘寒，清热解毒之功颇佳，此可消除因瘀而化热的关节肿痛，且可制约黄芪温热之性。总观诸药相伍，扶正之功甚强，祛邪之功亦具，真乃补而不滞，清而不寒，汗而不虚，堪称古方之中妙方，偏方之中奇方也！

又治操某，女，56 岁。因左膝关节肿胀疼痛 2 个月余就诊。检查：左腿不能伸直，浮髌试验阳性，内膝眼处压痛，活动功能受限，在市第二医院 X 线片示：左膝关节退行性变。诊断：滑膜炎。曾经某医院中西医治疗，唯有抽液治疗可取效一时。来诊见左膝关节肿大如球，并言前几天刚抽水一次，但是仍然有积液，因痛甚行走十分困难，自觉左膝关节稍热，而左足晚上觉冷。于是劝其服汤药，患者勉强同意。开了 2 剂四神煎：黄芪 240 克，远志 90 克，牛膝 90 克，石斛 120 克，金银花（后下）30 克，2 剂，水煎服。考虑到患者还是第一次服这么大剂量的中药，所以让其分 2 次服用，每日晚上服药，服药后盖被取汗，避风寒。第二天患者来时，告知疼痛减轻过半，继续服完 2 剂药，膝关节肿胀疼痛基本消失。

值得提醒的是，服此方后有的患者会全身出汗，甚则大汗淋漓长达 3 小时之久，恐有亡阳之忧，特别对幼年之体。临床验证不必惊惧，正如陈士铎《辨证录·鹤膝风》中释黄芪之发汗功用云"用黄芪补气以出汗，乃发邪汗而非损正汗也……，非但不会亡阳，且反能益阳也"。借黄芪等药之力通行经脉，宣畅腠理，充实营卫，阳气旺盛，阴精充足，自然汗出，而使邪有出路，随汗而解。况有益心肾之远志和养阴津之石斛相伍，更乃万无一失。

 温馨提示

滑膜炎患者要注意动静适宜

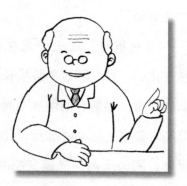

罹患滑膜炎的患者在急性期应动静结合，禁止做过量的活动，在膝关节产生积液的情况下，最好要制动，以免造成膝关节负重，产生更多的积液。膝关节长期处于阴暗潮湿的环境下，致使水湿滞于筋骨关节，络脉不通，筋肉骨节失养，从而产生关节肿胀、疼痛、反复发作，或肥胖之人湿气下注于关节而发病。很多患者的滑膜炎都是由关节炎而引起的。膝关节为人体负重最大的关节，而滑膜炎与膝关节的负重活动有直接关系，正确的活动不但有利于疼痛的恢复，同时能预防旧病复发。

自疗"老寒腿"，厨房里就有灵丹妙药

症　状　下肢关节痛，遇寒就加重

老偏方　椒姜醋汤泡脚方；粗盐包热熨方

"老寒腿"在西医学被称为膝关节退行性关节炎（或骨关节炎、膝关节骨关节病），只因它在气候转冷、天阴下雨时会疼痛加重，且患者多以中老年人为主，因而俗称"老寒腿"。

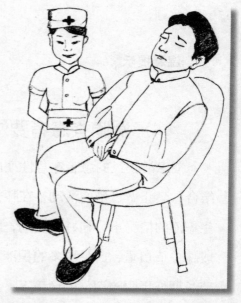

"老寒腿"是关节发生退行性变化的一种，随着年龄增长会越来越严重。早期有两侧或一侧膝关节经常隐痛，活动时加重，休息后缓解。阴天下雨、气候变凉时症状加重。特别是一到数九寒天，有老寒腿的人别提有多难受了。而夏天酷暑，不开空调就浑身流汗，心情烦躁，但开空调久了，因为人体毛孔张开，稍不注意保暖，空调冷气就会入侵，容易使有老寒腿的人出现关节僵硬、疼痛、畏寒等症状。

"老寒腿"有时急性疼痛发作，关节僵硬，活动时有弹响声。久坐后关节僵硬加重，活动后稍有好转。到后期，膝关节会肿大变形，活动范围受限，出现持续性疼痛。"老寒腿"是老年人群的常见病，采用偏方治疗，有较好效果。

◎椒姜醋汤泡脚方

组成：花椒一大把（约15克），生姜60克，老陈醋60毫升，
　　　食盐15克。

制法：将生姜剁成末；把花椒、姜末放入水中烧开后，再煮
　　　10～20分钟，加水量以泡脚时能没过或适当高于脚背
　　　为准；把醋、盐放入泡脚的圆木桶中，然后倒入煮好的
　　　花椒生姜汤。

用法：裤腿卷至膝盖上，大腿上覆盖毛巾被，罩住整个桶口，
　　　伸入双脚，先以药汤蒸汽熏脚心，等水不烫了再泡脚，
　　　同时用热毛巾蘸药液热敷小腿及关节部位。洗完之后不
　　　要倒掉，再用一次，再用时可适当放点醋和盐。每日2次，
　　　每次泡脚20～30分钟。千万注意不要烫伤。

　　治疗"老寒腿"，泡脚是最佳选择。中医学有"百病从寒起，寒从脚下生"之说。人体的12条经脉有6条运行于脚部，泡脚可以起到刺激经脉运行的作用。气血充足、血流通畅，寒湿之邪便无处藏身。这个泡脚偏方中花椒散寒除湿，暖腰膝，有良好的镇痛作用；生姜辛辣开通，热而能散，故能温暖肌肉，深透筋骨，以除其凝寒痼冷；醋能散瘀血，强筋，暖骨，行湿气；盐可

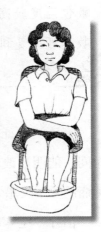

在维持神经和肌肉的正常兴奋性上起一定作用，诸品合用，则能散寒祛湿，温经止痛。

民间还有用花椒生姜等治"老寒腿"之膝盖痛验方：花椒 50 克压碎，鲜姜 10 片，葱白 6 棵切碎，三种药混在一起，装在包布内，将药袋上放一热水袋，热敷 30～40 分钟，每日 2 次。可资试用。

用粗盐倒入缝好的毛巾袋内封好口，敷在病痛的关节部位直至冷却，对老寒腿有一定的治疗作用。

◎ 粗盐包热熨方

粗盐包需要的材料很简单，一条毛巾和 1000 克粗盐。首先，拿一条毛巾对折，将三个边缝起来，留出一个洞口。最好缝得细密一些，以防粗盐颗粒漏出。将买来的粗盐倒入锅中，炒热，直至烫手，然后将粗盐从预留的洞口倒入毛巾内，并将洞口缝起来。这样，粗盐包就完成了。将做好的粗盐包放置在疼痛、怕冷的关节部位。每次热敷 15～20 分钟，至粗盐逐渐冷却即可。如果热敷包温度较高，可在患处多衬垫一块毛巾，以免烫伤。此外，热敷包可反复利用，用微波炉加热就行。

临床实践证实，自制粗盐包热熨法能迅速缓解关节疼痛，坚持一段时间，能明显改善畏寒、疼痛的骨关节炎症状。但它不能用于局部焮热肿痛的关节炎患者。

治疗"老寒腿"还有一则简易的热熨法：晚上临睡前，取两块麝香追风膏，一块贴在腘窝，一块对称地贴在膝盖上，然后用一块干毛巾把膝关节部位包起来，在腘窝处垫上热水袋。注意晚上睡觉时不要受风。经验证明，坚持用此法一段时间，"老寒腿"的症状就会解除。我在临床中常遇见此类患者，传授此法，用后效果都很好。邻居老张的家母患"老寒腿"多年，就曾用这个方法治愈。

此外，杜仲牛膝煲猪蹄的食疗偏方治"老寒腿"也有满意的疗效。用法：杜仲15克，怀牛膝20克，胡椒根15克（无胡椒根可用花椒5克代替），猪蹄一段约200克。将猪蹄去毛洗净后，加入药材（花椒用布包裹）和适量水同煮，直至猪蹄熟软，喝汤连蹄肉吃下，有壮筋健骨、祛风行血、濡润关节的作用。

 温馨提示

"老寒腿"自我康复四要点

★**要提高整个机体的健康素质**

人过中年以后，尤其应该注意生活规律，要防止外伤和过度劳累、保证睡眠和营养、节制饮食、防止过度肥胖，以减轻关节负重。

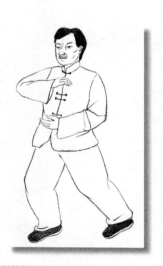

★**要注意膝关节的保暖**

日常要注意膝关节的保暖防寒，防止关节受寒湿侵袭，可使用护膝。

★要进行合理的体育锻炼

适当运动可促进关节软骨吸收营养，并保持关节的活动度;同时，又要劳逸结合，避免因活动过多、过量而损伤关节。中老年人可选择打太极拳、慢跑、散步、做体操等运动方式，并要持之以恒;活动量以感觉身体舒服、微有出汗为度，活动量不宜过大，但要不间断地每天活动。

★要避免加重关节磨损

有些老年人经常以半蹲姿势做膝关节前后左右摇晃动作，进行锻炼。因半蹲时髌骨面压力最大，摇晃则会加重磨损，能导致膝关节的骨性关节炎发生或加重。所以，这种锻炼方式对于中老年人是不可取的。另外，中老年人也不宜进行爬山运动，因为上下山会使膝关节负担加重，容易损伤关节软骨。

腿抽筋，痛难忍，芍药甘草古方灵

症　状　小腿肚抽筋，腓肠肌突然发作的强直性痛性痉挛，
　　　　　牵掣、痛如扭转

老偏方　芍药甘草汤

近些年来，提起腿抽筋，许多人都想到了补钙。因为广告上就这么宣传："腰酸背痛腿抽筋，身体提醒你，缺钙了！"西医大夫也如是说，腿常抽筋大多是缺钙。

我曾遇到一位 67 岁的王大爷，一生勤劳，前几年还种着 10 多亩地，真可谓是披星戴月地劳作。可 6 年前常发生腿抽筋的毛病，说来也怪：别人抽筋仅限于小腿、脚趾、手指等处，他有时一发作起来几乎全身都抽筋，痛不可忍。儿媳都孝顺，劝他别干那么重的活了，从广告上听说补钙有效，所以各种补钙的药品拣"特效"的买，结果不知吃了多少补钙药都没有效果。儿媳们无奈下了最后通牒：如果再种那么多地，今后我们就不奉养二老了。老人家理解儿女心，近 3 年虽然地少种了，可抽筋的毛病依然如故，到过大医院检查也没有查出什么器质性的疾病。于是，到医院找到我以寻求中医药治疗。自诉夜间小腿常常有阵阵挛急、疼痛难忍、彻夜难眠、行动不便，且每遇受凉、劳累时发作更频繁；而且有时就如身上被什么东西击中一样，突然全身多处都抽筋疼痛，牵掣、痛如扭转，其痛楚难以名状。每次发作后，腰酸背痛，浑身无力。诊察所见，脉弦细、舌质偏红、苔黄腻。

我告诉王大爷，不少急性疼痛症（非器质性）、抽搐痉挛常与肝阴不足、津伤血虚有关，是一种肌肉自发的强直性收缩。腿抽筋、肌痉挛和缺钙是完全不相干的，至于抽筋补钙，这只是一种谬传。中医大多用滋养营血、柔筋缓急、清肝祛风的方法治疗。我随即处方：白芍 50 克，甘草 12 克，木瓜 12 克，薏苡仁 30 克，钩藤（后下）16 克，羚羊角（代，锉成粉末，分 2 次冲服）1.8 克。水煎服，每日 1 剂。服药 5 剂，王大爷全身抽筋及疼痛未再作，腿抽筋发作次数明显减少。考虑到患者煎煮中药麻烦，当时羚羊角又缺货，而且价格不菲。即处芍药甘草汤巩固疗效。

◎**芍药甘草汤**

组成：生白芍 50 克，甘草 12 克，白糖 30 克。

制法：将甘草、芍药捣碎成粗末，放入煎药容器内，加水 500 毫升，煎煮 20 分钟，滤去渣取汁。如此煎煮 2 次，将两次药汁混匀后加入白糖拌匀即成。

用法：代茶饮用，每日 1 剂。

王大爷遵嘱坚持服上方 15 天后，腿抽筋的毛病再也没有发作过。经 2 年随访未再作，终于摆脱了多年病痛的折磨。

腰酸背痛其实是肌肉酸痛，腿抽筋自然是筋脉痉挛。脾主人

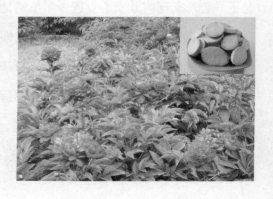

一身肌肉，肝主筋脉，肌肉和筋脉有了问题，治疗应从调和肝脾入手。芍药甘草汤出自东汉名医张仲景《伤寒论·太阳病篇》，原方主治误汗后伤及阴血而出现的脚挛急不伸之证。方中白芍酸苦入厥阴，敛阴和营，《神农本草经》谓其"主邪气腹痛，除血痹，破坚积寒热，疝瘕，止痛，利小便，益气"；甘草甘平，入太阴，补脾生津，缓中和急，"主五脏六腑寒热邪气，坚筋骨，长肌肉，倍力，金创，解毒"，二者相伍，酸甘化阴，益气和血，养血通痹，调和肝脾，缓急止痛。本方虽简，但辨证准确，随证化裁，临证活用，可治多种痉挛性疼痛，对横纹肌的挛急有镇静解痉的作用，对平滑肌脏器痉挛，如胃肠、胆囊、输尿管、子宫、膀胱及血管痉挛等，均有良好的缓解作用。

再讲一个近代医案，以佐证芍药甘草汤的神奇功效。

近代名医曹颖甫（1866—1938）的弟子姜佐景整理的《经方实验录》上曾记载他们师徒使用芍药甘草汤的一个医案，说来以飨诸君。

姜佐景有个好朋友叫张挚甫，住在上海，家里刚刚雇了个老妈子。让这位老兄郁闷的是，老妈子来他们家半个月功夫，就病了七天。什么病呢？右脚拘急抽筋，痉挛疼痛，寸步难行，走路的话要勉强用脚跟着地，脚尖翘起，如跛足瘸腿，疼痛难忍。到了晚上更难受，痛得整晚上号呼，扰得全家人都无法安睡。祸不单行，她的右脚踝处又因为乘船擦破了皮，伤口都溃烂了。总之是痛苦不堪。

这个老妈子以前得过类似的病，折腾了三年才好，这次她想是旧病复发了，万念俱灰，觉得自己得了绝症，活不了多长时间了，便要求不干了，回到乡下老家去。这位张挚甫也是个好心人，没有让她走，把好朋友姜佐景请来了。姜佐景看了看，说这应该吃芍药甘草汤啊，就把这个药方开出来了：京赤芍八钱（24克），生甘草四钱（12克）。他认为老妈子

145

右脚行步不良，此有瘀滞也，宜芍药甘草汤以疏之。

张挚甫家里一大帮人一看便傻了眼，怎么就两味药？还只是一剂？有疗效吗？张挚甫亲自把药熬好，老妈子说什么也不喝。为什么呢？老妈子说了，这个药不管用。我上次患同样的病折腾了三年，这次就凭这两味药怎么能治好呢？于是全家人齐上阵来做思想工作，架不住众人一齐劝，老妈子为了给大家面子，只好喝了，味道酸酸甜甜的，倒是挺好喝。等第二天姜佐景来复诊的时候，大家纷纷报喜，老妈子的右脚已经能够全部着地了！只是脚踝溃烂的地方觉着更痛了。姜佐景又在原方的基础上加了点活血化瘀的药（乳香、没药），并将甘草增加到六钱（18克），又弄了点药敷在溃烂面上。这次老妈子喝药不用别人劝了。

第三天姜佐景再来的时候，老妈子竟已在家里忙着料理家务了，行走如健时。她一抬头见到姜佐景，欢颜可掬，再看老妈子的右胫青色略减，溃处亦不痛矣。张挚甫一见，立马来了个深鞠躬，赞叹道："你的药方真是个神方啊！价钱便宜，效果那是立竿见影啊！"姜佐景很谦虚，讲了一番很有意思的话："你不用谢我，要谢就谢我老师曹颖甫吧，是他教我的。不过我老师也会说你不用谢我，要谢就谢张仲景吧，是他教我的！"

得《经方实验录》之心悟，我在临床上凡遇中老年睡觉时腿脚抽筋挛痛，用芍药甘草汤治之，亦多获效验。

实验研究证实，芍药甘草汤具有解痉、止痛、抗炎作用；对病变异常兴奋状态有强力的抑制、镇静作用。其中芍药对疼痛中枢和脊髓性反射弓的兴奋有镇静作用，故能治疗中枢性或末梢性的筋脉挛急，以及因挛急而引起的疼痛。安徽医学院1977年《急腹症资料》载，本方芍药、甘草中的成分有镇静、镇痛、解热、抗炎、松弛平滑肌的作用，二药合用后，这些作用确能显著增强。

本方还可治肌肉痛性痉挛综合征。据《云南中医中药杂志》1991 年第 1 期报道，用本方治疗肌肉痛性痉挛综合征 32 例，杭白芍 30 ～ 60 克，炙甘草 10 ～ 15 克。每日 1 剂，水煎 3 次服。上肢肌肉痛加桂枝、伸筋草；下肢肌肉痛加续断、牛膝；肩背颈项肌肉痛加葛根、川芎；胸胁肌肉痛加柴胡、桔梗；腹部肌肉痛加佛手、白术。结果临床症状全部消失，取到较好的止痛解痉效果。平均服 2.2 剂即疼痛缓解，平均 6 剂左右症状消除。

我在临床上用芍药甘草汤或以其为基本方加减，治疗肌肉、筋脉痉挛性疼痛多例，疗效十分满意。不过，我用芍药、甘草基本上都是用生白芍、生甘草，不用炙过的。我的体会是，生用养阴柔肝、缓急止痛作用更好一些。

 温馨提示

治腓肠肌痉挛有妙方

★芍药甘草加木瓜汤

组成：白芍30克，甘草10克，木瓜10克，血亏明显者加当归15克；畏寒肢冷者加桂枝10克。

用法：每日1剂，煎取药汁2次，分2次服。一般前三味即能解决问题。本方简便有效价廉，多能一剂知，二剂已，三剂痊愈。

★木瓜茶

每日可取木瓜干品(中药店有售)10克，泡水代茶饮。木瓜性味酸、温，酸能走筋，尤入肝经，可舒筋活络、益筋走血、缓挛急。现代药理学研究发现，木瓜中含有黄酮类、维生素C、枸橼酸、酒石酸等，有缓解四肢肌肉痉挛的作用。此方治疗老年人因肝血不足而导致的腿抽筋，轻者10天基本痊愈，重者1个月彻底痊愈。

★威灵仙煎

威灵仙20克，煎水2碗，每日2次，每服1碗。连续7天。

最快当天即见效，一般2～3天见效。此方应用多年，疗效显著。用于各种原因引起的腓肠肌痉挛；特别是老年人因缺钙引起，效果最好。

★内外合治方

①内服：蚕沙（包煎）15克，木瓜20克，桂枝9克，薏苡仁30克，苍术9克，茯苓15克，炙甘草6克。水煎服，每日1剂。

②外用：吴茱萸100克，白芥子70克，紫苏子70克，莱菔子70克，诸药粉碎后炒熟装布袋，热敷双下肢腓肠肌，每次20分钟，每日3次，以皮肤潮红为度，1剂外敷药可用3天，冷却后，可放微波炉里加热，继续使用。曾治1例腓肠肌痉挛患者，治疗后第1晚，患者睡觉时已无腓肠肌痉挛，欣喜若狂。3天后，患者继续来诊，予以上方3剂巩固治疗，今已有半年之久，患者无诉不适。

★大蒜擦足心

组成：大蒜适量。

用法：把大蒜切出个平面，用平面直接擦患侧足心，擦时稍
　　　用力，擦出蒜汁，边擦边伸小腿，一般2～3分钟即可
　　　见效。

功效：治疗5例，有4例当即见效，痉挛消失，活动自如，愈后
　　　不复发。1例连续治疗6次痊愈，追访1年无复发。治愈
　　　率100%。

中老年阳痿，试试细辛茶与中药"伟哥"

症　状　阳痿，中老年男性勃起功能障碍

老偏方　单味细辛茶；淫羊藿古今验方

老赵是一个公司的老总，事业有成。一天，他来门诊向我倾诉自己的难言之隐：我自己才50岁刚出头，可性欲却怎么也提不起来，行房阴茎不举，或举而不坚，每每不能随欲，吃了不少中西药也无济于事，如此已近3年。不知是何原因？你能不能给我介绍一种中医的特效疗法？

我告诉他，中年男性阳痿很大一部分由精神或心理因素造成。在生活中，中年人面临家庭负担与事业的双重压力，而且体能渐渐下降，因而阳痿成了中年人的高发病。当男女两性到了中年也就是40多岁时，就会形成明显的性欲反差，假如不了解性欲上的差别，或虽了解但找不到及时可靠的办法，自然而然会对男性造成影响，进而造成中老年阳痿早泄。中年人阳痿有一部分是工作压力或因心理上受到创伤而造成的，可以通过心理调适、意念转移来改善目前的状况，调节还是要靠自己。治疗中年人阳痿早泄还应该从心理和身体两方面着手进行治疗，才能得到好的治疗效果。提及治法，我告诉他，有一民间医生所传之治阳痿家传偏方，用单味细辛（药店有售）泡茶饮，经临床验证，屡试不爽。他高兴地拿着我给他的药回家了，1周后给我打来电话，告知阳痿痊愈了。下面就是这则简便偏方。

◎单味细辛茶

　　每次取细辛5克(此为1日量)，泡水代茶饮用，15天为1个疗程。患者一般用此药2～3个疗程即可见效或痊愈，服此药期间应停服其他中西药物。

　　曾治一位49岁的工人，患者自1年前始，头晕，失眠多梦，腰痛遗精，继而阴茎不能勃起，经某医院检查，诊断为阳痿，服用中西药治疗2个月余，其他症状基本痊愈，唯阳痿经诸医治疗未愈。于是嘱其每日用细辛5克，泡茶一杯口服，连泡3次服用，7天即见效果，阴茎已能勃起，但维持时间较短。继续服药1个月后，此病痊愈，随访半年未见复发。又治一干部，时年42岁。患阳痿已4年多，有时举而不坚，有时痿而不用，经多方治疗无效，求治于我，亦用上方泡茶饮，连服5天即见效果，阳事兴然，又继续服用25天，性功能恢复正常。

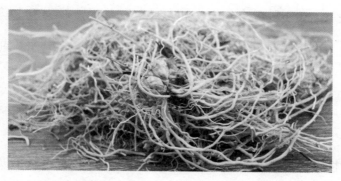

　　中医学认为，细辛性温、味辛，具有发表散寒、祛风止痛、温肺化饮的功效。有学者分析，细辛治疗阳痿的机制可能与其具有散寒的作用有关。其实，从古典医籍的记载看，细辛还有某种强壮作用。《神农本草经》

说它"久服明目利九窍，轻身长年"；《名医别录》说能"安五脏，益肝胆，通精气"；《本草纲目》认为，细辛"气之浓"属"阳中之阳"的药物，说它"辛能润燥，故通少阴及耳窍"，故可以认为细辛能入足少阴肾经而起温肾助阳的作用。现代药理研究证实，从细辛的药液中分离出来的一种水溶性成分——去甲乌药碱单体，具有 β 肾上腺素能受体样兴奋作用，它可以改善阴部的血液循环。近年来，用单味细辛泡茶饮治阳痿的报道屡见不鲜，而且疗效卓著，经得起反复验证。不过，需要指出的是，此法对阴寒内盛的阳痿患者有较好的疗效，而阴虚火旺及阳热亢盛的阳痿患者则不宜使用。

此外，用细辛配吴茱萸敷脐治阳痿，经我们多次临床验证效果也很不错。

◎ **细辛吴茱萸敷脐方**

组成：细辛 10 克，吴茱萸 30 克。

用法：上药分别研为细末，和匀，贮瓶备用。每次用上药 5 克，加温水调成糊状，每晚睡前敷于脐部，用胶布固定，晨起取下。治疗期间忌房事。

章先生今年 53 岁，因患阳痿 2 年余而就诊。患者自觉形寒肢冷，小腹拘急，性欲低下，阳事举而不坚，且不持久，同房每每不能入巷，渐至痿软不用，甚为苦恼。章先生曾先后服用过男宝胶囊、海马巴戟丸、三肾丸等补肾壮阳药物，症状却毫无改善。经诊察，我认为是邪袭经络，肾窍郁闭，宗筋失用。嘱其用吴茱萸细辛依法敷脐部。1 周后阳事渐兴，2 周后性欲增强，阴茎勃起及房事均恢复正常。随访 1 年未见复发。

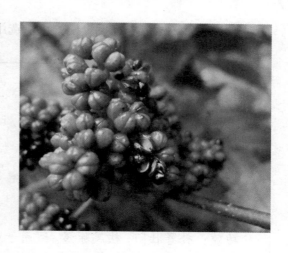

吴茱萸、细辛敷脐治阳痿为何有如此神奇功效呢？分析认为，方中吴茱萸辛苦性温，功能温中散寒，是外治良药；细辛辛温，其性走窜，能通窍活络。对于属寒邪外袭，肾窍郁闭，宗筋失用之阳痿，用此契合病机，因此疗效颇佳。据《中国民间疗法》1997 年第 3 期报道，门诊治疗 11 例阳痿患者，病程 3 个月至 4 年。阴茎完全不能勃起者 6 例，举而不坚者 5 例，均不能完成正常性生活。全部病例均系经多种中西药物治疗无效者。11 例经治疗后痊愈 7 例，好转 3 例，无效 1 例，总有效率 90.91%。

西医治阳痿，当今最负盛名的莫过于万艾可（枸橼酸西地那非片，简称西地那非），俗称"伟哥"。此药曾被美国、欧洲、中国、日本等多个国家和地区的医学指南推荐作为治疗男性勃起功能障碍（ED，或称阳痿）的一线治疗，据称能有效改善阴茎勃起硬度，被认为"为推动 ED 治疗取得了革命性的进展"，但近年也有不少副作用的报道。其实，在中药中就有天然的"伟哥"，那就是我今天要说的淫羊藿。

淫羊藿又名仙灵脾，为小檗科植物淫羊藿、箭叶淫羊藿、柔毛淫羊藿、巫山淫羊藿或朝鲜淫羊藿的地上部分。中医学认为，淫羊藿性温，味辛，入肝、肾经，有补肾壮阳、强筋健骨、祛风除湿、止咳平喘之功，适用于肾阳不足所致的阳痿、尿频、腰膝无力、风湿痹痛、肢体麻木等。

用淫羊藿治阳痿, 古今有不少偏方可供选用。

◎淫羊藿粥

组成：淫羊藿 10 克, 大米 50 克, 白糖适量。

用法：将淫羊藿择净, 放入锅中, 加清水适量, 浸泡 5～10 分
钟, 水煎取汁, 加大米煮粥, 待熟时调入白砂糖, 再煮
一二沸服食, 每日 1 剂。

功效：补肾壮阳, 祛风除湿。适用于肾阳不足所致的阳痿, 尿频,
腰膝无力, 风湿痹痛, 肢体麻木等。

◎淫羊枸杞饮

组成：淫羊藿、枸杞子各 10 克。

用法：水煎取汁, 每日 1 剂, 代茶频饮。

功效：可补肾壮阳。适用于阳痿, 早泄, 更年期性欲下降等。

◎淫羊藿膏

组成：淫羊藿适量。

用法：水煎取汁, 浓缩, 取汁；根据药液量加半量蜂蜜收膏即得。
口服, 每次 20 毫升, 每日 2～3 次。

功效：补肾强心, 壮阳通痹。适用于阳痿遗精, 筋骨痿软, 胸
闷头晕, 气短乏力, 风湿痹痛等。

◎起阳膏

组成：淫羊藿、马钱子、蛇床子各15克。

用法：将上药择净，共研细末，装瓶备用。使用时每次取药末2克，
　　　用香霜调匀，外涂阴囊部位，每日3次，连续7～10天。

功效：温肾壮阳，适用于阳痿。

◎二仙酒

组成：淫羊藿、仙茅、五加皮各120克，龙眼肉（去核）100枚。

用法：上药用无灰好酒5400毫升，浸泡3～7天。取服。

功效：补肾壮阳，养血安神。主治男子虚损，阳痿不举。

◎淫羊藿酒

组成：淫羊藿200克，白酒1000毫升。

用法：将淫羊藿加工碎，装入布袋中，浸泡在白酒内，封固3
　　　天后即可饮用。每晚睡前饮服15～30毫升。

功效：补肾壮阳，强筋健骨。适用于阴阳两损、命门火衰而引
　　　起的男子阳痿、女子不孕、四肢不仁等症。常饮此酒，
　　　有温肾壮阳、振兴阳道之良效。

◎ **灵脾地黄酒**

组成：淫羊藿 62 克，熟地黄 38 克，优质白酒 1250 毫升。

用法：将上药共碎细，纱布包贮，用酒浸于净器中，密封，勿通气，春夏 3 天，秋冬 5 天后便可开取饮用。

功效：补肾助阳。适用于肾虚阳痿、宫寒不孕、腰膝无力、筋骨酸痛等症。每日随量温饮之，常令有酒力相续，但不得大醉。若药酒将尽，应再炮制。

　　我们的祖先早就发现淫羊藿能增强性功能，并用于治疗阳痿。从淫羊藿药名的来历，就足证其功效。南北朝时期享年 81 岁的名医陶弘景，医术高超，医理娴熟，著有《本草经集注》等重要药物学著作。他对淫羊藿的发现与研究颇具传奇色彩。当时一些牧羊人观察到，羊啃吃一种小草之后，发情的次数特别多，公羊的阳具勃起不软，与母羊交配的次数增多、时间也延长。陶弘景无意中听牧羊人谈及此事后，即行实地考察，最终认定该小草有壮阳作用。陶弘景指出："西川北部有淫羊，一日百遍合，盖食此藿所致，故名淫羊藿。"由于此草能使羊的淫性增加，因此命名为淫羊藿。

　　《神农本草经》说淫羊藿"治阴萎绝伤，茎中痛，利小便，益气力，强志"。《本草纲目》言其"性温不寒，能益精气"。《日华子本草》说它"治一切冷风劳气，补腰膝，强心力，丈夫绝阳不起，女子绝阴无子，

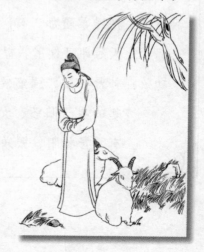

筋骨挛急，四肢不任，老人昏耄，中年健忘"。《分类草药性》说它"补肾而壮元阳"。药理研究表明，淫羊藿能增加动物精液分泌，刺激感觉神经，间接兴奋性欲而具增强性欲作用；老鼠和兔子吃了淫羊藿以后，性欲变得更加强烈。淫羊藿提取液具有增加雄激素的作用，其效力甚至强于海马和蛤蚧，可使精液变浓、精量增加，所以淫羊藿又有"媚药之王"之称。还有人说它是中药中的"伟哥"。

张先生才 57 岁，看体质也不算差，可就是对性生活不满意。他向我诉说苦衷时透着一丝无奈和哀怨，因为与比她小 8 岁的妻子同房时总感到力不从心，阴茎痿软，勃而不坚且不持久，有时竟迟迟难以勃起。我认为他属于精神性阳痿，于是，一方面耐心地给他以心理疏导，让其抛弃紧张、忧虑心理；再就是嘱其每日饮灵脾地黄酒（见灵脾地黄酒），平时经常食用泥鳅河虾汤。配方用法：泥鳅 200 克，鲜河虾 50 克。将泥鳅放清水中，滴几滴植物油，每日换清水，让泥鳅喝油及清水后，去除肠内粪便。把泥鳅和虾共煮汤，加调味品后即成。每周 3～5 次，佐餐食用。他按照我的要求认真调理月余，阳痿也就治好了，如今退休已 3 年的夫妻俩性生活非常和美。

下列食疗偏方对防治中老年阳痿也有一定疗效，兹选介数则，供参考选用。

◎三子散

组成：蛇床子、菟丝子各 30 克，五味子 15 克。

用法：共研为极细末，每次服 6 克，黄酒为引，每日 2 次。

功效：补肾壮阳。主治中老年肾气不足之阳痿。

◎ **核桃炒蚕蛹**

组成：核桃仁100克，蚕蛹50克，盐、葱、姜、蒜、味精各适量。

用法：蚕蛹洗净，沥干水，放温热油锅内，同佐料一起煸炒出香味，再加适量水和核桃肉炖熟，撒味精，即可食用。

功效：补肾壮阳。主治中老年肾阳虚所致的阳痿，滑精，老人夜尿频，腰膝酸软等症。

◎ **韭菜炒虾**

组成：韭菜150克，鲜虾（去壳）250克。

用法：韭菜洗净切段，鲜虾去壳，加佐料炒熟，佐膳，或睡前食下。

功效：补肾壮阳。主治中老年肾阳亏乏之阳痿、遗精、腰腿酸软无力。若用适量白酒炒，则效更佳。

◎ **姜附烧狗肉**

组成：熟附片30克，生姜150克，狗肉1000克，大蒜、葱、油各适量。

用法：将狗肉洗净切成小块，生姜煨熟备用。先将熟附片放锅内熬煎2小时，然后放入狗肉、大蒜、生姜等，加水适量炖至狗肉熟烂即成，适量佐餐服用，感冒发热时禁服。主治中老年肾阳虚阳痿。

◎杜仲爆羊腰

组成：杜仲 15 克，五味子 6 克，羊腰 500 克。

用法：杜仲、五味子加水适量，煎煮 40 分钟，去渣，加热浓缩
　　　成稠液，备用。羊腰洗净，去筋膜臊腺，切成腰花状，
　　　以芡粉汁蘸匀，再以素油加热爆炒，至嫩熟，调以浓缩
　　　稠液、酱油、葱姜调料出锅。分顿食服。

功效：补肝益肾强腰。主治中老年肾虚体弱，慢性腰痛，阳痿。

◎陈皮川椒烧狗肉

组成：狗肋条肉 1500 克，陈皮 9 克，炒茴香 6 克，生姜 30 克，
　　　葱白 10 根，胡椒 30 粒，川椒 50 粒，酱油适量。

用法：先把狗肉洗净，去血水，整块放入砂锅内，加食盐、葱、姜、
　　　胡椒、川椒、陈皮，放入冷水，淹浸狗肉约三指，加盖，
　　　武火煮沸，用文火煨烂。取出狗肉切块，再放入原汁原
　　　锅内煨烧，加入酱油，烧透即成，佐餐随意服食。

功效：温补脾肾。主治中老年脾肾虚损之阳痿，腰膝冷痛，性
　　　欲低下，身体畏寒。

◎大蒜煨羊肉

组成：羊肉 250 克，大蒜 15 克，酱油、食盐各适量。

用法：将羊肉洗净切片，入锅中加水适量，煮至将熟时放入大蒜，再煨20分钟，加食盐、酱油调味即成。每日吃1餐，连续5～10天。

功效：益气补虚，补肾壮阳。主治中老年肾虚阳痿，腰膝冷痛，遗尿。

◎海马酒

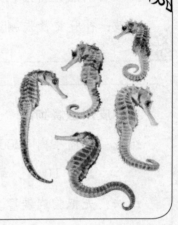

组成：海马1对，白酒250毫升。

用法：将海马泡入白酒中，15天后服药酒，用量酌定。

功效：补肾壮阳。主治中老年肾虚阳痿。

◎五子拜寿酒

组成：覆盆子、菟丝子、楮实子、金樱子、枸杞子、桑螵蛸各60克，白酒2500毫升。

用法：将各药捣碎，装在纱布袋中扎紧，放入酒中浸泡，密封，置于阴凉干燥处，每日摇动数次。14天后启封，弃去药渣。每日早、晚各饮20毫升。主治中老年阴血不足的阳痿、早泄。

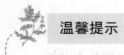

中老年人要客观估价和适当调整个体性功能

人到中老年，性功能不同程度地出现衰退是必然趋势，不要强颜欢悦地进行房事，要在"一乐于兴，一乐于取"（《格致余论》）的情况下进行性生活。只有性生活适宜，才能有益于身心健康。

中老年人要注意性功能的自我调节，并可适当进补一些补肾益精的方药，如六味地黄丸、金匮肾气丸等，对延缓性功能衰退和衰老过程有一定作用。还有一些补肾药亦可选用，如鹿茸精具有性激素作用，淫羊藿能使精液分泌亢进，海狗肾含有雄激素，紫河车含有生殖腺激素、动情素、孕酮等。若能在医生指导下适当选用，不仅能增强性功能，而且能补肾壮骨，强身益寿。

防治中老年阳痿还要注意做到，平时养成健康的生活习惯，能降低勃起功能障碍的机会；不吸烟，避免饮酒过多；避免滥用精神科药物；养成健康的生活习惯，包括均衡饮食、定时运动、充足的睡眠及有效处理精神压力，都有利于阳痿的预防和治疗。此外，对于疾病因素造成的阳痿应及时检查治疗。特别提醒的是：有阳痿的患者，不可滥用壮阳药，要根据自身病情适当选择药物。

老年女性尿道炎，马齿苋车前服之痊

症　状　尿频、尿急、尿道灼热及排尿困难

老偏方　马齿苋红糖饮；车前子（草）诸偏方

无论是女性还是男性，进入老年期后，患尿路感染的概率均会增加，最常见的是女性尿道炎。据统计，70岁以上老人尿路感染发病率高达33.3%，80岁以上老人可高达50%。老年人一旦患有尿路感染，往往缠绵不去，不易治愈，严重者还可引起肾衰竭、尿毒症等严重后果。这是什么原因呢？

老年女性尿路感染易反复且不易治愈，多与雌激素减少有关。正常尿路黏膜表面覆盖着一层黏蛋白，阻止细菌黏附后入侵尿路黏膜。雌激素能促进尿路分泌黏蛋白，老年因雌激素减少，对抗细菌黏附作用下降，细菌就能黏附于尿路上皮，因而易发生感染。还有，老年人生理性渴感减退，饮水减少以及肾小管尿浓缩稀释功能的改变是易患尿路感染的因素之一。另外，子宫或阴道脱垂（蹲位检查可发现）挤压尿道，引流不畅，亦容易导致尿路感染，此一点常被临床医生忽视（尤其是男性医生检查不方便）。

老年女性尿道炎症状表现为尿频、尿急、尿道灼热及排尿困难，有些患者还伴有低热、耻骨上疼痛及下腹部坠胀。尿道外口轻度红肿，分泌物较少，炎症常常波及膀胱三角区，引起排尿痛及尿不尽感。尿道炎

属中医学"淋证""热淋"的范畴。

黄女士时年 57 岁，2006 年底因尿频来我处就诊。她说自己有慢性尿路感染病史，反复发作，前后有 7 年之久。近几周，她感觉疲劳，腰酸，尿频，阴痒（老年性阴道炎），舌偏红，苔薄，脉细弦。我让她做了尿检，结果示白细胞：+++/HP。当我准备给黄女士开中药处方时，她告诉我前几天曾服过多剂中药，但效果不是很明显，请求我能否给她一个简便单方。我随即给她介绍了马齿苋红糖饮。

◎ **马齿苋红糖饮**

组成：马齿苋 150 克（鲜品 300 克），红糖 90 克。

用法：马齿苋洗净切碎，和红糖一起放入砂锅内加水煎，水量以高于药面为度，煎沸 30 分钟后去渣取汁约 300 毫升，睡前温服，盖被出汗为佳。每日 1 剂，可复煎再服。

功效：此方用于急、慢性尿路感染。

注意：糖尿病患者勿加糖。

黄女士如法服药 7 剂后，腰酸、尿频症状减轻。尿检复查示白细胞：5 ～ 7/HP。原方再予 7 剂。后随访尿频、腰酸症状消失，尿检结果全部正常。

马齿苋，民间俗称"马蜂菜"，在上海被称为"保健菜"，是一种特色野菜。因其生命力极强，又有"长寿菜"之称。通常匍匐，无毛，茎常带紫色。叶对生，倒卵状楔形。夏季开花，花小型，黄色。果圆锥形、盖裂。常生于园地或荒地。因其茎叶为肥厚肉质，叶片倒卵形，多并排生长如马齿状，且性滑利似苋，故名。有的地方又叫"马马菜"或"麻绳菜"，还有"安乐菜""长命菜"之美誉。

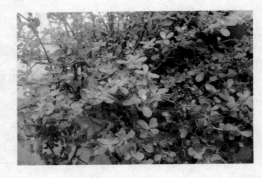

马齿苋堪称"天然抗生素"。现代研究表明，马齿苋对伤寒杆菌、大肠埃希菌、志贺菌（痢疾杆菌）有显著的抑制作用，故有"天然抗生素"的美称。

马齿苋是一种常见的野菜，也是一味中药。中医学认为，马齿苋具有清热利湿、解毒消炎、止渴利尿的作用，对湿热下注型细菌性阴道炎、尿道炎，带下（常见症状为白带黄稠、小便黄），有良好的治疗作用。明代医家李时珍《本草纲目》说它能"解毒通淋"。单味煎服或与车前草合用，治尿路感染有特效。可用单味鲜马齿苋（一般用到300克）煎水服用，也可以将马齿苋、白果、鸡蛋清、生姜等一起煮成汤饮用，每日1次，连用5次即可。

马齿苋治尿路感染实际上是很古老的偏方，早在唐代苏恭主编的《新修本草》称马齿苋"饮汁，治反胃诸淋"；宋代的《太平圣惠方》亦载"马齿苋汁服之"，可治"小便热淋"。说明马齿苋治淋证确有殊功。曾治一陈姓女士，时年65岁。患者主诉小便刺痛，尿频，腰酸，舌淡红，苔薄，脉细弦。今日尿常规检查显示白细胞80/HP，尿潜血（＋）。随即处方：马齿苋150克，水煎服。服药4剂后复诊，小便刺痛大减，尿频减少，腰酸依然。尿检：白细胞阴性，尿潜血25；镜下白细胞、红细胞均阴性。继续服药巩固治疗，后随访未再复发。

治老年女性尿道炎，我还推荐一则简便食疗方——马齿苋粥，经临床观察确有良效。

◎马齿苋粥

组成：鲜马齿苋100克，粳米50克，葱花5克。

用法：将马齿苋去杂洗净，入沸水中淖片刻，捞出洗去黏液，切碎；
油锅烧热，放入葱花偏香，再投马齿苋，加精盐炒至入味，
出锅待用。将粳米淘洗干净，放入锅内，加适量水煮至
米熟，再放入马齿苋稍煮片刻至成粥，出锅即成。

功效：本食品清淡鲜香，风味独特，具有清热解毒，健脾养胃
的功效。适用于泌尿系统感染，肠炎，痢疾，疮痈肿毒
等病症。

以马齿苋为主用以治疗尿路感染、老年人尿道的偏方很多。再列举
一二，供读者朋友参考选用。

◎马齿苋金丝草饮

组成：马齿苋30克，金丝草30克，紫花地丁15克，猫须草
15克。

用法：水煎服，每日1剂。

功效：用于尿道炎。

◎马齿苋肾菜饮

组成：马齿苋30克，肾菜（亦称黄秋葵、秋葵、补肾菜）30克，
　　　一点红30克，车前草15克，蒲公英15克。

用法：水煎服，每日1剂。

功效：用于肾盂肾炎、膀胱炎及老年人尿道炎。

◎爵床马齿苋饮

组成：爵床30克，马齿苋15～30克，星宿菜15克，紫花地
　　　丁15克。

用法：水煎服，每日1剂。

功效：用于泌尿系统感染，如肾盂肾炎、膀胱炎及老年人尿
　　　道炎。

◎马齿苋二草汤

组成：马齿苋30克，筋骨草（又名白毛夏枯草、散血草）30克，
　　　车前草15克。

用法：水煎服，每日1剂。

功效：用于泌尿系感染，老年人尿道炎。

◎马齿苋地葱煎

组成：马齿苋 20 克，地葱（别名：铺地锦、地红花）30 克，六
　　　角仙（又称鹿耳翎。为菊科植物六棱菊的全草）20 克，
　　　车前草 15 克。

用法：水煎服，每日 1 剂。

功效：清热解毒，利尿通淋。用于肾炎水肿，泌尿系感染，老
　　　年性尿道炎。

　　马齿苋煎汤熏洗治女性尿道炎亦佳。有一次，我的一位女性朋友患上了尿路感染，因患部红肿，走起路来一摩擦非常疼痛，有时尿道中部也出现痛感。她告诉我：病发当晚不便看医生，于是就抓了几把家里储藏的马齿苋煮水，煮开后放入盆中，并加了一小匙盐，然后熏蒸，熏蒸时尿道感觉很舒服，待水温降低后，又在水中坐浴浸泡了十几分钟。仅此一次，走路痛感立即减缓。到第二天病症就好多了，走路基本没有摩擦的疼痛感，到晚间尿道还稍有感觉，但症状减轻许多。她感觉用马齿苋煎汤熏洗是一个很好的治疗方法，就这样连续熏蒸和浸泡了 1 周，大约十几次，病症就全无了。听了她的叙述，我默默记了下来，并经常介绍给我的患者，果然不出所料，疗效俱佳。故录于此，以飨读者。

◎马齿苋熏洗方

组成：马齿苋150克。

用法：将马齿苋放入煎药器皿中，加水2000毫升，煎取药汁1000毫升。加药液倒入浴盆中，先熏蒸，待药液温热时坐浴浸泡并轻轻擦洗外阴部，每次20～30分钟。每日1剂，每剂药可重复加热2～3次。

功效：此方不仅治尿道炎，也可治痔、肛门湿疣、肛门湿疹、肛周肿疡等疾病。

提起老年女性尿道炎治疗，还有一种两味一体的中药值得说一说：那就是车前草与车前子，车前子是车前草的种子，都是很常用的清热利尿通淋药。说到车前草治淋证（泌尿系感染包括尿道炎），还有一个有趣的传说。

传说西汉时一位名将叫马武，在一次戍边征战中被敌军围困。时值六月，酷热无雨。由于缺食少水，人马饥渴交加，小肚子坠胀，尿痛血红，点滴艰涩，痛苦不堪。随军郎中诊断为尿血症。苦于无药，束手无策。

军中一位名叫张勇的马夫，有一天忽然发现他负责的三匹马都不尿血了，精神也大为好转。他便细心观察马的活动，他惊奇地发现：原来马啃食了附近地面上生长的牛耳形的野草。于是他灵机一动，心想大概是马吃了这种草治好了病，不妨我也拔些来试试看。于是他拔了一些草，煎水一连服了几天，感到身体舒服了，小便也正常了。

张勇把这一偶然发现报告了马武。马武大喜，立即号令全军吃"牛耳草"。几天之后，人和马都治好了。马武问张勇："牛耳草在什么地方采集到的？"张勇向前一指，"将军，那不是吗？就在大车前面。"马武哈哈大笑："真乃天助我也，好个车前草！"从此，这草名叫"车前草"，它的种子就被称为"车前子"。

《神仙服食经》云：车前——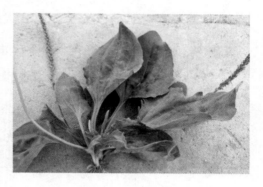
一名地衣，雷之精也，服之形化，八月采之。《神农本草经》把它列为上品之药，又叫当道，还有的书称"牛遗"。据考证，这些皆因车前好生于道边及牛马足迹中，故而得名。日本《和汉药考》中还有"鸟足""胜马""车过路"等雅称。可以这么说，用车前子与其全草治淋证，那可是西汉时就有的很古老的偏方了，后人在用法和配伍上有所化裁而已。

车前草为车前科植物车前、大车前及平车前的全草。有车前、当道、马舄、牛遗、车轮菜、车轱辘草等别称。味甘；性寒。功能清热利尿，凉血，解毒。治热结膀胱，小便不利，尿血，淋浊，带下等证最为常用；又可治暑湿泻痢，衄血，肝热目赤，咽喉肿痛，痈肿疮毒等。晋代葛洪的《肘后备急方》曾载："治小便不通：车前子草一斤，水三升，煎取一升半，分三服。"明代张时彻广辑民间偏方，在所著《摄生众妙方》亦载有"生车前草捣取自然汁半钟，入蜜一匙调下"，用以治疗小便不通等诸淋证。车前草现代用于治泌尿系感染、老年女性尿道炎，小便灼热疼痛，淋涩不通，可取鲜车前草300克（干品减半），加水1000毫升，煎取药汁750毫升，每日分3次服。另外，还有以下偏方可供选用。

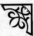

◎车前草煲猪小肚汤

组成：猪小肚1具，洗净、切块，与车前草、玉米须、金钱草
　　　各30克一起煲汤。饮汤食猪小肚。

用法：每日1剂，分早、晚2次服，连续5天为1个疗程。

功效：清热利湿，解毒通淋。主治尿道炎证属膀胱湿热型淋证，
　　　症见尿频，尿急，尿痛，小便黄赤或浑浊而短少更多：
　　　或有砂石，或尿血，发热，恶寒，口干口苦，腰酸痛，
　　　舌质红，苔黄腻，脉滑数。

◎车前二草饮

组成：鲜车前草30～60克（干品减半），鲜金钱草全草
　　　60～90克（干品减半），滑石粉（布包）30克。

用法：将上药装入容器内，加水浸过药后，煎取250～300毫
　　　升药液，分2～3次服，每日1剂。可加白糖少许调服。

功效：用于急性尿路感染，女性慢性尿道炎急性发作。

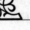

◎车前五草饮

组成：车前草、鱼腥草、白花蛇舌草、益母草、茜草各15克。

用法：水煎服，每日1剂，早、晚各服1次。本方为北京著名
　　　中医王琦验方。

功效：清热利湿，凉血解毒，临床上主要用来治疗急性泌尿系
统感染，症见尿频、尿急、尿痛，小便淋漓不畅等，肉
眼血尿或镜下血尿，尿常规检查可见大量白细胞或红细
胞。女性尿道炎见以上症状者可选用。

车前子为车前科植物车前大车前及平车前的种子，又名车前实、虾
蟆衣子、猪耳朵穗子、凤眼前仁。味甘、淡，性微寒。归肺、肝、肾、膀
胱经。功能清热利尿，渗湿止泻，明目，祛痰。临床最为常用的是治疗小
便不利，淋浊带下。亦可用于水肿胀满，暑湿泻痢，目赤障翳，痰热咳喘
等症。《名医别录》谓车前子治"女子淋沥，不欲食"；《日华子本草》
说它能"通小便淋涩"；《医学启源》谓其"主小便不通，导小肠中热"；《雷
公炮制药性解》言其能治"淋沥癃闭"；"金元四大家"之一的李杲说："车
前子，能利小便而不走气，与茯苓同功。"《本草经疏》还特别提到了诸
如"气癃"、小便淋漓用车前子治疗的原理，书云："车前子，其主气癃、
止痛，通肾气也。……女子淋漓不欲食，是脾肾交病也，湿去则脾健而思食，
气通则淋漓自止，水利则无胃家湿热之气上熏，而肺得所养矣。"他认为
车前子是"肝肾膀胱三经之要药也"。这些都说明车前子治诸淋古已有之，
而且疗效卓著。下面介绍几则可用于女性尿道炎的简便验方。

◎车前玉米须煲猪小肚

组成：车前子 20 ～ 30 克，玉米须 30 克，灯心草 10 克，猪小
肚 1 个。

用法：将玉米须、灯心草、车前子先用砂锅加水煎煮，取汁煮猪
　　　小肚（切小块），加食盐少许调味，喝汤食猪小肚，连服
　　　3～5天。

功效：本方清热利湿通淋，用于热淋。所谓热淋，指小便频数，
　　　点滴而下，尿色黄，灼热刺痛者。泌尿系感染如老年女
　　　性尿道炎属湿热下注者较为适用。

◎车前绿豆高粱米粥

组成：车前子60克，橘皮15克，通草10克，绿豆50克，高
　　　粱米100克。

用法：将车前子、橘皮、通草等3味药用纱布包，煮汁去渣，
　　　入绿豆和高粱米熬煮成粥，每日分2次食用。

功效：本方能清热和中，利尿通淋。适用于老年人尿道炎，前
　　　列腺炎、前列腺增生。

◎车前玉米须汤

组成：车前子25克，玉米须50克，甘草10克。

用法：水煎服，每日1剂。

功效：利尿消炎。用于尿路感染，治老年女性尿道炎有较好
　　　疗效。

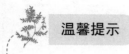
温馨提示

请你记住老年女性尿道炎防治四要点

★多喝水，勤排尿

养成多喝水的习惯，增加尿量，可以冲洗尿道，有助于缓解炎症。谨记每日至少饮用6～8杯水或流质饮料，时常饮水不但有助于稀释尿液的浓度，同时亦可"冲洗"膀胱，以便身体可以将尿道内的细菌排出体外。勤排尿也很重要，长期憋尿、喝水少会给尿路感染带来极大风险。因此，平日需要小解时亦不宜强忍，这样有助冲洗尿道，减少细菌在尿道中繁殖的机会。

★节饮食，增营养

急性尿道和膀胱发炎时，饮食宜清淡，避免刺激性食物(辛辣、酒料等)。注重增加营养，推荐老年尿道炎患者多饮红莓汁、蓝莓汁。红莓汁富含维生素C，能防衰老、预防癌症、预防尿路感染。红莓汁对预防尿路感染非常有效，因为它具有抗氧化剂——花青素，可以防止造成感染的细菌的生长和增殖。蓝莓果汁同样含有丰富的维生素和氨基酸，还含有丰富的花青素，具有清除氧自由基、保护视力、延缓脑神经衰老、提高记忆力的作用；具有良好的消除体内炎症的作用，尤其对尿路感染、慢性肾炎的作用最为显著。

★讲卫生，常洗浴

注意个人卫生，每日清洗外阴，以防止病菌上行感染，避免反复感染。水坐浴可以改善血液循环、缓解症状，可减轻膀胱刺激与痉挛。由于肛门附近难免有细菌，所以每当如厕后，清洁肛门时便应从尿道口向肛门方面(由前向后)，这样便可以避免把肛门的细菌带往尿道口而产生感染。

★多休息，勤锻炼

应该注意多休息，注意锻炼身体，增强体质，以增强机体抗病力。同时，要避免穿紧身裤及紧身内裤，选择吸汗舒适的棉质内裤以保持外阴清洁干爽，减低细菌生长的机会。

★早发现，早治疗

女性特别是老年女性朋友的生殖器是非常脆弱的，如果不做好相关的保护工作，很有可能就会被病菌入侵而感染发病，当您察觉尿道炎的症状时，要立即求医诊治，以降低病情恶化的机会。

由于尿道炎症状一般并不严重影响正常生活，所以许多患者觉得这是小毛病，但如果不及时医治，很可能转变成慢性尿道炎，进而出现很多并发症。因此，建议患者应及时就医，应用偏方治疗时应咨询医生，遵医嘱规范治疗，以免耽误最佳治疗时间。

夜尿多，难安宁，偏方一剂可治愈

症　状　夜尿多，尿不禁，尿频急
老偏方　盐核桃；鸡肠散；杜仲酒

俗语说："小儿觉多，老人尿多。"60多岁的李大爷一说起夜尿多的事，就一脸苦恼，本来晚上就睡眠不好，血压高还有心脏病，再加上夜尿频频起床，白天头昏脑涨，精神萎靡不振，于是，他到我处寻求偏方治疗。我说，你过去用玉米须有效是因为膀胱有湿热，玉米须能清热利尿。现如今你舌淡嫩而润、舌苔薄白，脉沉细，而且畏寒怕冷，腰酸肢软，此为肾阳虚肾气不固，应该用温补肾阳、固摄小便的治法。于是，我给他介绍了以下二则小偏方。

◎盐核桃

组成：核桃仁20个（20个核桃的量）。

用法：去皮（开水煮沸1分钟之后就很好剥了），凉一下，用
　　　细盐两小勺炒至略黄即可。每天早晚各1个核桃的量，
　　　细细嚼服。

◎鸡肠散

组成：雄鸡肠6具，桑螵蛸12克（此为1日量）。

用法：将雄鸡肠用醋或食盐洗净，焙干并研成细末备用。每次
　　　服鸡肠散9克，每日2次，用桑螵蛸煎汤送服。

功效：此方补肾固遗作用较强，适用于肾阳气虚所致小便频数
　　　量多的中老年人。

　　李老吃了3天盐核桃，夜尿就由之前的4～5次变到2次，感觉效果不错，于是便加服鸡肠散，效果非常好，用了5天后，每夜小便仅1次。10天之内就解决了夜尿多的问题。考虑老年肾气不足需要巩固治疗，又兼顾其患有高血压，我建议李大爷服一段时间杜仲酒。

◎杜仲酒

组成：杜仲30克，优质白酒500毫升。

用法：将杜仲放锅中微炒后，置酒中浸泡24小时以上即可。每
　　　次30毫升，每日2次，中、晚餐佐餐饮用。

　　李老喝了药酒后，自己原先的腰膝疼痛、畏寒怕冷等肾虚症状也得到了很大的缓解，而且血压也逐渐平稳了。

　　以上三则偏方都是我们老祖宗传下的，只是稍有化裁而已。盐核桃

性温，味甘，入肾、肺经，具有补肾固精、润肺止咳等功效。近代名医张锡纯认为，核桃治疗石淋、砂淋效果好，而《本草纲目》中也有"石淋用胡桃肉煮粥多食甚效"的记载。核桃补肾固精缩尿，以盐炒取咸能入肾，故疗效更佳。

鸡肠散中鸡肠能温肾固涩，治小便频、夜尿多及遗尿症均有良效。《食医心镜》用其"治小便数，虚冷"；《太平圣惠方》用鸡肠散"治遗尿不禁"。近代还有研究认为，鸡肠有利于控制炎症，帮助泌尿道上皮细胞的修复。以桑螵蛸煎汤送服，则更益其固肾缩尿之力。

杜仲酒补肾益精气，肾气充则小便固摄可控。《神农本草经》里说，杜仲治"腰膝痛，补中益精气，坚筋骨，强志，除阴下痒湿，小便余沥"。而以酒浸则可助药力发挥。《本草纲目》称杜仲"以酒行之，则为效容易矣"。因此，杜仲药酒对尿频腰疼痛有很好的疗效。此外，杜仲有良好的降压作用。临床研究表明，杜仲对早期高血压病的疗效较好，在治疗1个半月内有4例血压降至正常；对自觉症状的改善较其他药物显著。

中医学认为，肾主藏精、主水、主纳气，开窍于耳及前后二阴，能升清降浊，是人体的"大闸门"，与膀胱这个"小闸门"共同协调水液代谢平衡。众所周知，正常的健康身体，白天的尿量应比晚上尿量多，尤其晚上睡眠之后，一般情况都不必起床小便。老年男性一般会有一定程度的前列腺增生，老年女性膀胱的肌肉和韧带多数会变得松弛软弱。也正是因为人到老年肾中精气渐亏，对人体内大小"闸门"往往缺乏管控能力。如果夜尿频繁，而小便清长又无刺痛现象，就基本可以认为属肾气虚寒，膀胱失约，"闸门"开阖失司。我们的经验体会，正确施以偏方药膳治疗，大多数人可获得良好的疗效。

做健身操有利于减轻或消除夜尿多的症状。尿频夜尿多的患者应加强盆腔肌肉功能锻炼（分慢速收缩与快速收缩两种），是防治夜尿过多效果好且简便的方法。做慢速收缩时，开始用力收缩肛门及会阴部肌群持续 3 秒，再放松 3 秒，以后延长至 10 秒，每天做 200 次；快速收缩时，以尽可能快的速度收缩肛门及会阴部肌群后立即放松，收缩与松弛交替进行，每天做 100 次。

此外，每天刺激对排尿异常有特效的中极穴，可使夜间排尿次数由多次逐渐减少。由肚脐往下触摸，从耻骨上缘到肚脐之间五等分，耻骨上缘起 1/5 处即为中极穴。以手掌轻轻按摩或指压该穴位。

夜尿频繁的老人，在饮食方面应慎用生冷寒凉滑利的果蔬，尤其是晚餐应当避免冬瓜、白菜、通心菜、丝瓜、节瓜、白菜干及其汤品，少吃易于惹湿或消食下气的白萝卜之类，少吃雪梨、香蕉等果品。提醒怕喝多水尿多的老人，睡觉时人体会散发出大量的水分，而水分不足、血液浓缩是造成脑血栓的重要原因之一，因此不可过度节水，每次排尿后还要少量喝水，以补充水分。

补肾固精缩尿治夜尿多的效验偏方

★核桃益智山药汤

组成：核桃肉15克，益智仁12～15克，怀山药15～20克。

用法：三味加水煎，取汤饮之，每日1剂，分2次服用。

功效：补肾固小便，适用于肾阳虚小便频数、夜尿多者，尤其适用于老年人夜尿多的治疗。

★山药益智五味汤

组成：炒山药24克，益智仁15克，五味子9克。

用法：三味共煎汤，取汤温服，每日1剂，早晚空腹服用。

功效：补肾健脾、收敛小便，适用于脾肾气虚所致的多尿患者。表现为尿频量多，气短乏力，语声低微，懒言，四肢无力，食欲缺乏，大便稀薄，腰膝酸软，夜间尿多，苔白质嫩。

★补骨脂鱼鳔汤

组成：补骨脂12～15克，鱼鳔15～20克。

用法：两味共煮汤，汤沸50分钟后加适量调味品，即可饮汤食鱼鳔。

功效：补肾益精气，适用于肾虚所致的夜尿多、遗尿、遗精等患者。

★龟肉鱼鳔汤

组成：龟肉100～150克，鱼鳔15～30克。

用法：先将龟肉切块，与鱼鳔共煮，加少许食盐调味。

功效：此汤能补肾阴益肾气，适用于老年人夜尿多及尿频的患者。肾气虚者及慢性肾炎患者亦可用此方调治。

★龟肉炖小公鸡

组成：龟肉150克，小公鸡1只。

用法：将龟肉洗净切块，小公鸡去杂，洗净切块，两味共炖，加调味品适量，肉熟后即可食用。

功效：适用于肾气虚所致的多尿者，对老年人夜尿多者尤为适用。

★三味茶

组成：龙眼肉15克，炒酸枣仁12克，芡实10克。

用法：加适量水煎汁，代茶饮。

功效：养血安神、益肾固精缩尿，可治老年人心阴虚损、心肾不交而致失眠、尿失禁。

此外，肾气虚的多尿患者（尤其是老年患者）平时还可坚持每天早晚各吃生栗子1～2枚，细嚼慢咽，也有调养之功。

尿失禁，苦难堪，狗肉黑豆服之安

症　状　尿失禁，排尿失去自我控制能力

老偏方　狗肉炖黑豆；一味白芷饮；白果食疗偏方

尿失禁俗称"漏尿"，生活中不少老人害怕大声笑、不敢用力咳嗽和蹦跳……其原因很简单——怕出现漏尿（尿液不自主地从尿道中流出）。老人的这种难言之隐不仅会造成阴部瘙痒刺痛、浑身尿臊味儿等，而且引发膀胱癌、膀胱结石、肾积水合并感染造成尿毒症等的风险是正常人的 3 倍。但是，尿失禁（漏尿）只要及早采取措施，是完全可以治愈或缓解的。

今年 78 岁的张大爷曾向我讲述过自己用食疗偏方治愈尿失禁的事。5 年前，张老尿频且夜尿多，后来白天咳嗽或打个喷嚏小便都不禁而流，非常苦恼。偶尔一次朋友请客，晚宴上有道菜肴是狗肉炖黑豆，因味道不错就连汤带肉吃了一碗。意想不到的可喜情形出现了！当天晚上仅起夜 2 次，第二天再未发生尿失禁的尴尬事。张大爷料定是那狗肉黑豆汤起了作用，于是经常做着食用，别说还真的挺灵验，自此告别了夜尿多和尿失禁的烦恼。

◎**狗肉炖黑豆**

组成：狗肉 200 克，黑豆 100 克。

制法：加水、料酒适量，用武火煮沸，去浮沫，改用文火煨至极烂，
　　　调味即可。

用法：吃肉喝汤，1 日内分食完，每日 1 剂，15 天为 1 个疗程。

功效：温阳暖肾。

　　狗肉炖黑豆是著名的湘菜，实际上也是从古老的食疗养生方中发掘出来的。中医学认为，狗肉性温，味甘、咸，能补中益气，温补脾胃，温肾助阳。凡久病气虚，脾胃虚寒，肾亏下元虚冷，腰膝酸痛，肢软乏力，阳痿早泄，尿频，尿多及遗尿诸证，皆宜以狗肉为食疗佳品。《本草纲目》中记载狗肉"能滋补血气、暖胃祛寒、补肾壮阳，服之能使气血溢沛，百脉沸腾"。《食物本草会纂》对狗肉的功用记载尤详，说它能"安五脏，补绝伤，轻身益气，益肾补胃气，壮阳道，暖腰膝，益乏力，补五劳七伤，益阳事，补血脉，厚肠胃，实下焦，填精髓"。真可谓美味穿肠发暖香，功盖"十全大补丸"。英国伦敦医学研究院证明，狗肉中含有少量稀有元素，对辅助治疗心脑缺血性疾病、调整高血压有一定益处。

　　古人认为，黑豆为肾之谷，能补肾利尿，逐水肿；调中下气，解诸毒；清胃补中，止消渴；活血祛风，通血脉。唐代陈藏器《本草拾遗》认为，黑豆属温补之品，

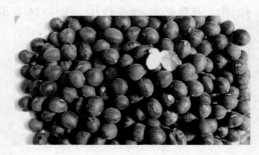

能"明目镇心"；又是养颜益寿佳品，"久服，好颜色，变白不老"。明代医家李时珍《本草纲目》亦认为，黑豆"为肾之谷，入肾功多"。老年人夜尿多或尿失禁多为肾阳虚、肾气不固所致，狗肉配黑豆温肾摄精，相须为伍，治老年人尿失禁恒多良效，我在临床屡用屡验，值得推广。

民间还有一个用白芷煎汤治尿失禁的特效偏方，许多患者应用后都啧啧称奇！

黄老先生时年 78 岁高龄，患尿失禁 3 年多，严重时成天提不上裤子，到严寒的冬天还不时地夹着个尿壶，痛苦极了。经过苏州、上海多家大医院求名医专家诊治，他不知花费了多少医药费也未见效果。他自认为没指望了，有时甚至为此痛哭流涕。

偶尔一次，黄老的亲家公来看望他，道出了一位友人告诉自己的家传秘方："中药白芷煎汤喝，能治尿失禁。"他抱着试试看的心态，买了 1 元钱的白芷（10 克左右），分 5 次煎服，一天服完。哪知各大医院医生都束手无策的病症，竟神奇般地好了。黄老非常高兴，特地向自己信赖的虞大夫叙述此单方治好了他疾病的经过。后来，虞大夫在临床工作中又用此方治过多位尿失禁的老人，证实中药白芷治疗老年人尿失禁效果确实不错。于是，此方还被收载于《中国民间秘验偏方大成》一书中。

◎一味白芷饮

组成：白芷 50 克。

用法：分成 5 小包（每包 10 克），每日 1 包，加水煎汤喝，
喝时适量加些糖。一般 1～5 天见效。

白芷本属辛温解表药，考诸家本草并未言及其有固肾缩尿之功。不过，《日华子本草》说它能"补胎漏滑落""补新血"，表明白芷有"补"的作用，通过补气血，进而固肾安胎。既然能固肾安胎，必当能固肾缩尿。又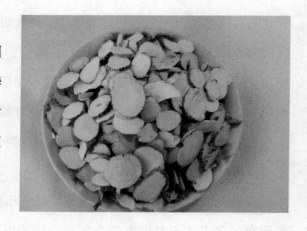

如《本草纲目》引《经验方》用白芷治"小便出血：白芷、当归等分，为末，米饮每服二钱"。方中当归养血活血，白芷在其中的作用当是收敛止血。这又从另一个侧面反映出：白芷能作用于肾与膀胱，具有某种收敛固涩的功效。"偏方治大病"，疗效才是生命力，这其中的奥秘还有待我们进一步探索。

一般尿失禁患者以老人居多，下面提供一个白果治疗尿失禁的偏方。一位热心老太太曾经告诉我，白果治疗尿失禁效果好，可以让患者大胆试用，而且没有什么副作用。这位老人 10 年前患尿频尿急，有时甚至尿失禁。这一病症一直困扰她 2 年多，曾多次到本市几家医院治疗，都未能根治。后来还是儿媳妇孝顺，打听到一个偏方，就是交替吃白果瘦肉汤和白果煮鸡蛋。儿媳妇每天用这两个偏方给公婆治疗，连续服药 10 天，果真把这一顽疾治好了。后来我推荐给多位老人使用，确实效果不错。但也因人而异，一般都能在 10 天之内解决问题，效果不佳的话可续服 10 天。

◎白果瘦肉汤

组成：白果 20 克，猪瘦肉 200 克。

用法：将白果壳敲开，剥去壳取仁，白果仁研成面，与猪瘦肉
　　　放在一起加水煮，大约 20 分钟煮熟。食用时加少许盐调
　　　味。喝汤吃肉。每日 1 次。

◎白果煮鸡蛋

组成：生白果仁 2～3 粒，鸡蛋 1 个。

用法：生白果仁研末，鸡蛋开一个小孔，将白果末塞入蛋中，
　　　以纸糊封，放饭锅上煮熟；每日吃 1～2 个。

白果是银杏的果仁。味甘、苦、涩，性平，能止带缩尿。对于小
儿遗尿，老年人气虚小便频数、尿失禁、带下白浊、遗精不固等病症，
均有治疗的作用。据《本草纲目》记载，白果"熟食温肺、益气、定
喘嗽、缩小便、止白浊；生食降痰、消毒杀虫"，治"小便频数"。《本
草品汇精要》亦载："煨熟食之，止小便频数。"清代张璐的《本经
逢原》也说白果能治"慢性淋浊、遗精遗尿等症"。现代医学研究发现，
煨白果有收缩膀胱括约肌的作用。

希望孝顺的儿女们平时也关心下自己年迈的父母，有些老人碍于面
子，讳疾忌医，如果有这方面的问题可以给老人试用，解决他们的难言
之隐。

下面再介绍几则民间治疗尿失禁确有良效的食疗偏方，供参考选用。

◎枸杞大枣煮鸡蛋

组成：新鲜鸡蛋2个，枸杞子20克，大枣4枚。

用法：诸食材同放入砂锅内加水煎煮，蛋熟后去壳，放回鸡蛋再煮15分钟即可，吃蛋喝汤，隔日1次。

功效：本方适用于年老肾虚之尿失禁，一般连服3次即获显效。

◎淡蒸猪膀胱

组成：猪脬1个。

用法：洗净，内装适量大米（一次能吃完为度），白线扎口，蒸熟，在蒸的过程中要注意，不要加入食盐和其他调味品，然后一并吃下。

功效：可治老年人尿失禁。

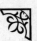

◎猪肚五味汤

组成：猪脬（猪小肚）1个，补骨脂5克，五味子4克，熟肉豆蔻5克，山茱萸5克，益智仁5克。

制法：取猪脬洗净，将补骨脂、五味子、熟肉豆蔻、山茱萸、益智仁等共装入其内，扎紧口，加水1500毫升，煮沸1小时左右即可。

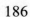

用法：去药渣，滤出汤汁，加少许盐调味，饭前饮服。切猪脬
　　　适当蘸调味品，佐餐食用，一次吃完。每日 1 剂，连用
　　　5 天为 1 个疗程。

◎ 五味枸杞茶

组成：枸杞子 9 克，葡萄干 12 克，杏干 2 枚，桂圆 2 枚，核桃
　　　仁 2 枚。

用法：将诸药放入茶杯中，沸水冲泡加盖，20 分钟后即可代茶饮，
　　　反复冲泡后，将所有药品吃下，每日 1 剂。

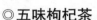

温馨提示

防治老年尿失禁　自我康复有妙方

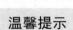

★ 缩尿操

　　缩尿操重点是锻炼盆底肌群力量。锻炼盆底肌群力量可增强控
制排尿的能力。站立（女性下蹲），试做排尿动作，先慢慢收缩肛
门，再收缩尿道，产生盆底肌上提的感觉，在肛门、尿道收缩时，
大腿和腹部肌肉保持放松，每次缩紧不少于3秒，然后缓慢放松，
每次10秒左右，连续10遍，每日练习5次。同时可训练间断排尿，

即每次排尿时停时排，间断进行，可提高防止咳嗽、打喷嚏诱发尿失禁的能力。

★康复训练

间断排尿训练，即在每次排尿过程中尿失禁患者控制暂停排尿3～5秒后再继续将尿液排出。提肛训练，患者取立、坐或侧卧位，与呼吸运动相配合。深吸气时，慢慢收缩尿道口和肛门，此时患者感到尿道口和肛门紧闭，并有使肛门向上提的感觉，接着屏气5秒，然后呼气时慢慢放松尿道口和肛门。这样每次连续收缩、放松训练10下，每天训练3次。上述两种训练方法都是对盆底肌和尿道括约肌的收缩训练，从而增强了膀胱和尿道括约肌的收缩力，不至于腹部压力一升高就出现尿失禁。患者在进行上述训练时一定要持之以恒，一般要训练3～6个月才能见效。

★艾灸法

民间用艾灸神阙(肚脐正中)、关元(脐下3寸处)、中极(脐下4寸处)、涌泉(脚掌前1/3，屈足时，人字纹中央凹陷中)4个穴位的方法，治尿失禁效果较好。点燃艾条，分别在以上穴位距皮肤3厘米处灸烤，每穴灸5分钟，以感到灼热难忍为佳。每日1次，连续5～7天。如果尿失禁症状消失即可停灸。再次复发时，如法再灸1周。如此反复施灸，可很快控制病情。

★敷脐疗法

敷脐疗法简便易行，也可采用。①胡椒粉敷肚脐。每晚睡前，用胡椒粉填满肚脐1/2，再以巴掌大小的脱敏胶布外贴、固定，第二天早晨除去，7天为1个疗程。一般1个疗程后，排尿控制能力明显加强，尿失禁现象大为减少。②葱姜硫黄糊敷脐。取1寸长6根带须葱白根，15克硫黄，鲜生姜2片。共捣成糊状，睡前用绷带敷于肚脐眼上，次晨取下。治老人、小儿尿失禁均有效。轻者1次即愈，重症者3～4次可痊愈。

前列腺增生尿不畅，巧用三七能"通关"

症　状　排尿不畅，尿流变细、滴沥，甚至排尿困难

老偏方　三七粉；三七洋参散

前列腺增生又称前列腺肥大，是老年男性的常见病之一，发病率高达85%。患者一般表现为排尿费力、排尿等待、尿频、尿流变细而无力、排尿中断、尿后呈滴沥等症状。本病属中医学"淋证""癃闭"范畴。

陈先生今年72岁，患有前列腺增生，由于胃肠功能不好，不想长期服药治疗，担心有副作用，因而想请我给他介绍一个缓解前列腺增生的偏方。于是，我给他介绍了三七粉的偏方。

◎三七粉

组成：三七适量。

用法：将三七碾成细粉，装瓶备用。每次服6克，温开水冲服，
　　　每日服2次，饭后服（或者每次服3克，每日服3次）。
　　　连服15天为1个疗程，可连服2～3个疗程。

陈先生连续用药1个月后，就感觉小便不畅、尿频等症状明显减轻了。此后，他减少了三七粉的用量（每日仅服6克），又连续用药1个月才停药。现在，他尿频、尿急的症状已经消失，小便也畅通了，在晚上每隔6个小时才解1次小便。停药一段时间后，他的病情也没有出现反弹。

中医学认为，前列腺增生多与肾阳虚衰，阳虚无力推动血液运行，引起下焦脉络瘀阻有关。三七具有止血散瘀、消肿定痛的功效，能治各种出血、新旧血瘀之症。临床研究发现，三七对下焦瘀阻型前列腺增生有很好的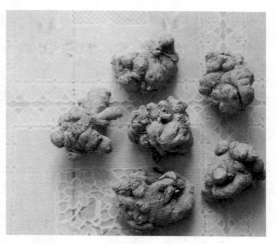疗效。此型前列腺增生患者可表现为尿急尿频、尿道涩痛、会阴憋胀、舌质紫暗或有瘀斑、脉细涩等。三七使瘀血、肿结消散，则水道自通，小便自利。三七没有明显的副作用，临床应用发现，服用中药三七粉对缓解前列腺增生的症状效果显著。有人用上法治疗前列腺增生患者26例，结果痊愈12例，好转11例，无效3例，总有效率为88.5%。

考虑到陈老是高龄老人，而且有气阴两虚、气虚夹瘀的症状，我给他用了三七配西洋参的散剂，同时，嘱其坚持恒温坐浴。恒温坐浴的方法：以恒温浴盆，每日坐浴2次，水温以45.4℃为宜，每次20分钟，20天为1个疗程。

◎三七洋参散

组成：田三七 30 克，西洋参 30 克。

用法：分别研粉混匀，贮瓶备用。每次口服 2 克，每日 2 次，温开水冲服，15 天为 1 个疗程。一般治疗 2～3 个疗程即可痊愈；病程较长者，小便点滴而出者，每日服 6 克，分 2 次服用。

注意：治疗期间患者应忌食辛辣、刺激性强的食物，并尽量避免久坐、憋尿。

陈先生按嘱服用 1 个月后，尿频、尿急的症状逐渐消失，小便也畅通了，而且冠心病引起的经常性心前区疼痛也没有再发作。这个方剂中三七为散瘀消肿之要药，且能止血定痛，西洋参有补气生津、养心益肺、清热除烦之效。二药合用，既能活血祛瘀，又可滋阴益气，祛邪兼顾扶正，能减轻或消除前列腺增生引起的各种症状，尤其对心肺阴虚型（或阴虚火旺型）患者效果较佳。心肺阴虚的主要表现是口渴咽干、烦闷气短、便秘、心悸健忘、失眠多梦、舌红少苔等。另外，此方对冠心病、心绞痛也有一定防治效果。我们通过临床观察，前列腺增生患者配合恒温热水坐浴，可以提高局部组织和肌肉的血液循环，提高局部组织的代谢率，使血管通透性增强，缓解痉挛和疼痛，对于前列腺增生、慢性前列腺炎患者最常见的前列腺痛疗效显著，总有效率可达 88% 以上。

下列小偏方对前列腺增生患者小便淋涩、排尿不畅等症状也有缓解作用，可酌情选择应用。

◎ **参芪冬瓜汤**

组成：党参 15 克，黄芪 20 克，冬瓜 50 克，味精、香油、盐各适量。

用法：将党参、黄芪置于砂锅内加水煎 15 分钟去渣留汁，乘热加入冬瓜至熟，再加调料即成，佐餐用。

功效：健脾益气，升阳利尿。

◎ **桂浆粥**

组成：肉桂 5 克，车前草 30 克，粳米 50 克。

用法：先煎肉桂、车前草，去渣取汁，再加入粳米煮熟后加适量红糖，空腹服。

功效：温阳利水。

◎ **杏梨石韦饮**

组成：苦杏仁 10 克，石韦 12 克，车前草 15 克，大鸭梨 1 个，冰糖少许。

用法：将杏仁去皮捣碎，鸭梨去核切块，与石韦、车前草加水同煮，熟后加冰糖，代茶饮。

功效：泻肺火，利水道。

◎利尿黄瓜汤

组成：黄瓜 1 个，瞿麦 10 克，味精、盐、香油各适量。

用法：先煎瞿麦，去渣取汁，再重煮沸后加入黄瓜片，再加调料，
　　　待温食用。

功效：清湿热，利水道。

对于小便癃闭，急切不能通利的患者，可试着采用盐热敷法。

用法一：取食盐 250 克置锅中炒热至 60 ～ 70℃，用布包裹，熨敷于小腹部，直至食盐冷却为止。

用法二：食盐 500 克，生葱（切碎）250 克，与食盐同放锅内炒热后，用布包之，待热度适宜时，熨暖小腹部，冷则易之，热熨数次即可见效。这是取钠离子与挥发油能透肤通阳通便的功效，使小便通利。

 温馨提示

前列腺增生患者应加强自我调护

前列腺增生病程较长，而且不易很快治愈，影响生活质量，长时间可引起患者心情忧郁或性格改变。

作为患者本身，首要问题是消除紧张心理，其次饮食起居要有规律，如吸烟、饮酒、久坐、劳累和进食辛辣、高脂肪食物等，可使前列腺瘀血加重，应予避免。故作息要有规律，不过劳，不久坐，不受凉，多吃新鲜蔬菜和水果。

前列腺增生的患者，平时应注意保持会阴部清洁，不要憋尿，即如有尿意应及时排尿。憋尿会造成膀胱过度充盈，使膀胱逼尿肌张力减弱，导致排尿困难，容易引起急性尿潴留。

"吃"去老年斑——生姜蜂蜜水，洋葱加大蒜

症　状　面部、手背皮肤上显褐黑色斑点，大小不等，
　　　　随年龄增长而增多
老偏方　贴蒜祛斑法；生姜蜂蜜饮；醋泡洋葱

有些老年人的脸上、手背上长了许多"褐斑"，人们在日常生活中都将其称为"老年斑"。一般认为，人到中年以后，体内的许多生理功能就开始走"下坡路"，血液循环功能下降，新陈代谢减慢，细胞和组织逐渐退化和衰老。再加上饮食中的不饱和脂肪酸氧化后和蛋白质结合，就会形成棕黑色的"脂褐素"沉积在细胞内。换句话说，老年斑的形成是人体内的"自由基"作用于皮肤的结果。生姜、蜂蜜、大蒜、洋葱有助于消除自由基，"吃"去老年斑。

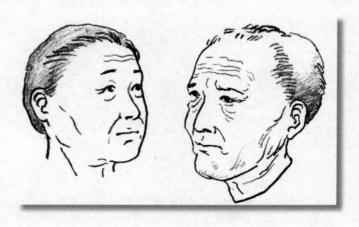

一天，李丽帮老妈按摩，发现她的腿上出现了一些老年斑。再仔细看，原来她的脸上星星点点的也有几个。当时李丽挺紧张地把这件事告诉老妈，谁知道老妈特自信地说："不怕，我有办法。"然后就把方法告诉了李丽。听了老妈的方法，看着她的斑渐渐褪去，李丽觉得挺不错的，便将这个小偏方分享给周围的老人试用后，效果还真的挺神奇。其实这个小偏方就是外贴大蒜片法。

◎贴蒜祛斑法

把大蒜切成薄片，贴在老年斑处，反复摩擦，要忍耐着直到皮肤充血发红为止，每日可使用 3 ～ 5 次，该方法能够有效减少老年斑。

当然，巧用食材祛斑不仅限于大蒜，小丽的老妈偶尔还会用生姜片煲水，然后加蜂蜜饮用。这是老人的一个兴趣，但小丽觉得，生姜也是一种抑制黑色素的食物，可以作为大蒜抑制老年斑的辅助食物。

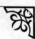◎生姜蜂蜜饮

组成：鲜姜片 10 克，蜂蜜 10 ～ 15 克。

用法：将姜片放入水杯内，用 200 ～ 300 毫升开水浸泡 5 ～ 10
　　　分钟，再加入蜂蜜调匀，当茶饮用，每日 1 剂。连续服
　　　用 30 天为 1 个疗程。同时，把维生素 E、维生素 A 胶囊

刺破，涂抹在面部及手臂长斑处，每日 3 次，一般持续 2 个月，老年斑可望基本退净；或每天服用维生素 C 600 毫克和维生素 E 100 毫克，长期服用可不再长斑。

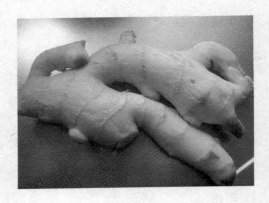

生姜能防氧化、抗衰老。众所周知，机体在新陈代谢过程中，会产生有害物质氧自由基，它会引起细胞破坏性连锁反应，导致机体衰老。而生姜中的姜辣素被人体吸收后，能产生一种抗氧化酶，它有很强的对付氧自由基的本领，比维生素 E 的作用还要明显。美国医学家发现，生姜含有一种与水杨酸相似的特殊物质，提取这种物质，经稀释作为血液稀释剂，对降血脂、降血压、防止血栓形成及心肌梗死有特殊疗效。英国学者发现生姜可降低血中胆固醇含量，维护血管弹性，防止动脉血管硬化。所以，常吃生姜不仅能明显地消除"老年斑"，而且还有显著的抗衰老作用。

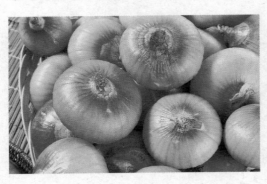

在日常饮食中，还可把姜与蒜凉拌佐餐。姜丝和大蒜合用，美容和消除老年斑作用更好。方法也很简单：将大蒜剥去皮后切成片，置于小盘几分钟，使蒜氨酸和蒜酶在空气中充分氧化结合，产生蒜素。再将生姜洗净切成丝，放入少许盐拌匀，稍微腌一下。然后将姜丝与蒜片两者拌合在一起，淋上几滴麻油即可食用。

常吃洋葱也有助于防治老年斑。洋葱中含有较多半胱氨酸，也具有推迟细胞衰老，延年益寿的作用。洋葱里还含有硫质和我们人体必需的一些维生素，同时还能清除我们身体内的一些不干净的废物，从而能让皮肤保持洁净，同时可以使体内器官氧化衰老速度减慢，延缓皮肤老化。因此，我们提倡老年人最好每周吃 2～3 次洋葱。

洋葱炒食或生吃，生吃效果最好，适量加点醋，效果还会增强。下面介绍具体做法。

◎醋泡洋葱

组成：新鲜洋葱 1 个。

用法：切丝，浸泡在凉开水里 20 分钟，沥干水后，把洋葱丝放
　　　入盘内，倒入醋，陈醋、水果醋均可，至完全没过洋葱丝，
　　　搅拌，食用即可。洋葱对去除老年斑也有良好效果。

老人应注重多吃含维生素 E 丰富的食物，维生素 E 在体内能阻止不饱和脂肪酸生成脂褐质色素，可明显减缓动脉硬化斑和老年斑的发展。含维生素 E 丰富的食物有植物油、芝麻、核桃仁、瘦肉、乳类、蛋类、花生米、莴苣、豆类等。譬如植物油中的香油是不饱和脂肪酸，在体内容易被分解、利用和排出，能促进胆固醇代谢，消除动脉壁上的沉积物，从而可消除老年斑。

此外，多食含维生素 C 和 B 族维生素的食物也对身体大有裨益。富

含维生素 C 的食物有辣椒、番茄、菜花、酸枣、山楂、红薯、芋头等。维生素 B_1、维生素 B_2 等具有使皮肤光滑，展平褶皱，消隐斑点，减退色素的功效，经常进食对防治老年斑有明显效果。含量丰富的食物有谷类、豆类、动物内脏、肉类、蛋类、酵母以及绿色蔬菜等。如蔬菜中的茄子含有丰富的维生素 A、维生素 B_1、维生素 C、维生素 D、蛋白质和钙，这些物质能使人体血管变得柔软，有使皮肤柔腻、光滑、润泽，皮肤皱纹舒展，减褪色素，消除斑点的功效。茄子还能清虚热、散瘀血，多吃些茄子，可降低血管栓塞的概率，减少脂褐质的沉积，老年斑会明显减少。

 温馨提示

预防和延迟老年斑的到来

老年斑越来越引起医学家们的关注，希望控制它的产生，使人类的寿命延长。其实，欲求防治老年斑，只在日常生活间。

首先就要少晒太阳，适当参加体育活动，避免长时间日光暴晒和异常刺激，还可采用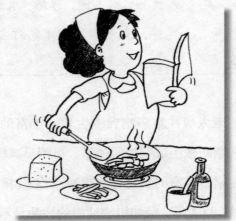防晒霜防晒，减少对脸部皮肤的刺激，如果出现了丘疹，千万不要用手随便抓挠，那样就更会加剧老年斑的生长。

其次，注意饮食调养。学者们采取添食各种抗氧化剂的办法进行试验，结果竟出乎意料的好。要注意调整饮食中的脂肪含量，使脂肪的摄入量占人体总热量的25%～50%较为适宜。要经常吃水果，多食用新鲜绿色的蔬菜和胡萝卜、土豆、韭菜、白菜等，还可食用动物肝脏补充维生素A，这样坚持下去对老年斑的预防定有成效。

再者，加强面肌训练和体育锻炼不可少。美国专家调查，演员和歌唱家面部老年斑的发生，比普通人要推迟8～10年。这应归功于他们有更多的面部肌肉运动，因此，人们只要每天咀嚼口香糖10～15分钟，或在进餐时细嚼慢咽，也可以改善面部血液循环和皮肤代谢，推迟老年斑的发生。体育锻炼也可以作为防止老年色素沉积在血管上，阻止血管变性的重要措施之一。因此，饮食、运动都是防治老年斑所不可少的，也是行之有效的防治方法。

此外，老年斑如果数量很少，可以采取冷冻或激光法，色斑数目较多时，宜用氟尿嘧啶软膏外用，或采用经验方法，每日3次拍打手背，拍打到发红发热，再摩擦100次，两三个月可使老年斑自行消失。平时经常按摩面部、手背和上肢皮肤，可以改善局部皮肤的血液循环，对于预防和推迟老年斑的形成很有好处。

"推"掉老年疣——常服"通补丸"，胜似"大补糕"

症　状	面部、背部及手背皮肤显黄褐色或茶色斑片，病变隆起呈疣状
老偏方	通补丸；自制大黄胶囊

56岁的章女士，近来左面部长出一块大小如1元硬币的淡褐色斑，色斑上还隆起了一个肿物，且越长越大。不仅如此，在胸背皮肤、手背上也长出了不少同样隆起于皮肤的色斑，只不过比面部的稍小一点。章女士为此忧心忡忡，担心是皮肤恶性病变，遂来我处就诊。我通过仔细诊查后告诉她：这是基底细胞乳头状瘤，属于良性皮肤肿瘤，也就是通常所说的"老年疣"。

我根据多年来对这种皮肤病治疗的经验，随即给她开了几剂消疣祛斑汤。处方：制大黄15克，丹参15克，党参12克，当归10克，枸杞子10克，生地黄9克，牡丹皮9克，郁金9克，何首乌10克，甘草5克。嘱其按常规方法煎服，每日1剂，早晚服，15剂为1个疗程。

临床上有不少患者是因在老年斑上长出新生肿物而前来就诊，其中绝大多数是伴发基底细胞乳头状瘤。基底细胞乳头状瘤，在医学上被称为脂溢性角化病，又称为老年疣、老年斑，是一种因角质形成细胞增生所致的表皮良性增生。老年疣与老年斑常常是并存而不可截然分开的。

这种老年疣好发于头皮、面部、躯干、上肢、手背等部位，以面部、背部及手背等部位多发，但不累及掌、跖。开始为淡褐色斑疹或扁平丘疹，表面光滑或略呈乳头瘤状，随年龄增长而增大，数目增多，直径1毫米至1厘米或数厘米，境界清楚，表面呈乳头瘤样，表面有油腻性痂，痂容易刮除。有些损害色素沉着可非常显著，呈深棕色或黑色，陈旧性损害的颜色变异很大，可呈正常皮色、淡褐色、暗褐色或黑色。本病可以单发，但通常多发，一般无自觉症状，偶有痒感。以往曾认为本病是一种迟发上皮痣、良性上皮性肿瘤、老年皮肤变化或感染性皮肤病。

章女士服了半个月中药汤剂后，皮肤疣状物及色斑消散了许多，但就是嫌每日煎药太麻烦，因而想让我为她介绍一个简便的偏方，方便自己长期服用。鉴于章女士平时血脂偏高，形体稍显肥胖，而且伴有便秘，因此，我给她推荐了一个偏方，药物也就是一味生大黄——取其"推陈致新"之功，故名之曰"推疣消斑散"。

◎推疣消斑散

组成：生大黄50克，粳米500克。

制法：将大黄研成极细粉末，拣去粗纤维；另将粳米炒至色黄有焦香味，研磨成细粉（糊米粉）。再将大黄、粳米粉分别装瓶备用。

用法：每次取大黄粉1.5～2.0克，糊米粉15～20克。先服大黄粉，继服糊米粉。温开水送下，每日1～2次。连服30天为1个疗程。

章女士如法服用 3 个月后，面部、胸背及手背处的疣状物基本消失，黑褐色的老年斑也浅淡了许多。在这则偏方中，大黄性味苦寒，是众所周知的泻下通便良药，清泄热毒妙品，且有很好的化瘀消斑作用。《神农本草经》说它能"荡涤肠胃，推陈致新，通利水谷，调中化食，安和五脏"。首届国医大师朱良春先生认为，大黄确有推陈致新，延缓衰老，降低胆固醇、三酰甘油，遏制脂褐质在体内形成与聚集，逆转和消除老年斑的作用。粳米是大米的一种，性平、味甘，归脾、胃经，具有补中益气，平和五脏，止烦渴，止泄，壮筋骨，通血脉，益精强志，好颜色之功，有"世间第一补"之美称。粳米的糙米比精白米更有营养，它能降低胆固醇，减少心脏病发作和中风的概率。粳米与大黄相配伍，可缓和大黄的峻猛之性，合奏"通""补"兼施之功。

　　大黄能防治和"推"掉老年疣，并能防治老年斑，甚至还是抗衰益寿良药。大黄能抗衰益寿，并非虚妄之说，而是有据可考、有验可证的。俗话说"人参杀人无过，大黄救人无功"。大黄性味苦寒，世人只知道大黄是泻药，吃了会"拉肚子"，却不知所谓的"拉肚子"正是大黄的"推陈致新"调畅人体气机之功——大关通而百关皆通，一窍通而诸窍皆通。近代国外学者关于肠道毒素的重吸收对人体健康与寿命的影响也进行过很多研究，认为肠道废物的积滞与毒素的吸收是造成很多疾病（如肠癌）与早衰的重要原因。正如金元时名医张从正说："《内经》一书，惟以气血通流为贵。世俗庸工，惟以闭塞为贵。又止知下之为泻，又岂知《内经》之所谓下者，乃所谓补也。陈莝去而肠胃洁，癥瘕尽而荣卫昌，不补之中，有真补者存焉。"中医学理论认为，六腑以通为补，所以大黄是泻药，亦是补药。

　　人体健康，全赖阴阳气血之周流不息。平时膏粱厚味，脂醇充溢，形丰体胖，肠肥脑满，一旦壅塞，则祸不旋踵。对于这类中老年人，要想健康长寿，自有妙方。汉代名医华佗在《中藏经》中说得好："其本实者，得宣通之性，必延其寿；其本虚者，得补益之精，必长其年。"大黄为清

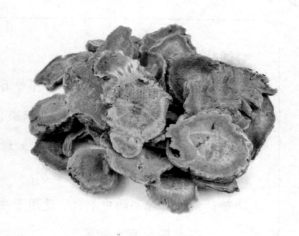

热通下之品，具有通腑降浊，增进食欲，调理气血，畅达气机的作用。而现代医学研究亦证明，大黄不仅能抗菌、抗病毒、抗肿瘤、降低血脂、抑制自由基活性而阻止脂褐质在体内形成与聚集，还有增加免疫力、利胆、减肥等作用。中老年人如能经常适量服用大黄，就可使体内轻微积滞毒素及时得以铲除干净，从而达到防治老年病，强身健体，抗衰延年的目的。这也充分证明了中医"以通为补"是很有科学道理的。

这里有一则真实的故事很耐人寻味。中华人民共和国成立以前，上海"三友实业社"的老板，为了制造一种不同凡响的补药，曾邀请上海中医药界知名人士，求其各献一方，众医所献多为参、茸、芪、术之品，唯有一方，另辟蹊径，与众不同，只用生大黄一味。老板十分惊奇，听了献方者一番解释，老板大喜，定名"三友补丸"，投入市场后十分畅销。无独有偶，江西有一名医，也以出售单味大黄制成的"通补丸"而大获其利。民间曾有一位走方郎中，以卖"大补糕"而出名，此方秘而不传，一次酒后吐出了真言，其主要成分是焦三仙(即焦神曲、焦麦芽、焦谷芽)和小剂量的大黄。

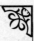

◎**通补丸**

组成：大黄80克，枳实9克，厚朴6克，藿香5克。

制法：方中大黄占80%，厚朴、枳实、藿香共占20%。将上药共研为极细末，炼蜜为丸如梧子大，贮瓶备用。

用法：每次2～3克，每日2次。

功效：清肠排毒，调中利气。适用于中老年人失眠、便秘、头痛、高血压、高血脂等。

　　江西名老中医肖俊逸，人称"肖大黄"，他在耄耋之年谈及长寿之道时，向人们透露一个重要秘诀——大黄清肠可延年！他说："余年八旬又四，除目力出现老化外（老年性白内障），尚感身轻步健。平日眠食正常，亦少感冒。同道询之余却病延年之道，余常以'坚壁清野'四字应之。忆1939年，余年仅四十岁时，曾一度患神经衰弱，头昏不能久看书报，阅读稍久，两目即困疲不堪，眼睑下垂，不克自持，非立刻释卷不可。同时记忆力大为减退，神烦意乱，注意力难以集中，齿软酸痛，大便似闭非闭，食欲锐减，一切未老先衰之症接踵而来，颇感自悲矣。遂每隔一两天服通补丸一次，多至3克，少则1克，即获立竿见影之效，迄今历四十余年，未尝间断，虽年逾八旬，而精神体力基本正常，高血压、心脏病、高脂血症等常见的老年疾病尚未染身。是大黄清肠解毒之功惠我多多矣。"

　　肖老认为，大黄之所以具有抗衰益寿之妙用，妙就妙在它能够为我们的机体"坚壁清野"。现代医学认为，发生疾病和衰老的重要原因之一，是肠胃中食物消化代谢所产生的废物和毒素引起中毒。保持大便畅通，可使体内废物和有害细菌及时排出，减少机体的中毒机会。临床研究还证实，大便通畅之人，血中胆固醇、肌酸等有害物质能迅速消灭，血液变得洁净，有利于疾病的康复。这就是"清野"，即清除沉积在血管内壁的斑块，调畅气血以改善微循环和血液流变性；改善物质代谢促进脂褐素排泄，清除体内包括皮下堆积的脂褐质（如老年斑、老年疣）。"清野"才能"坚壁"，推陈致新，固本清源，才能激活正气，提高免疫功能从而预防老年病的发生发展。因此，要保持健康的身体，就要保持大便畅通，血液洁净，气血流畅，特别是老年人、高血压、心脏病以及患有其他疾病的患者，更应如此。

大黄"推陈致新"，通利水谷，调中化食，"安和五脏"，实乃通中寓补，"如坚壁清野而毒无由生，真谓之却病延年之良药也"。所以说，大黄是"古今第一补药"。不难看出，只要使用合理，大黄确是一味延年益寿的良药，至于如何服用大黄，关键在于巧制。谨此，介绍两则大黄巧制妙用之法。

◎大黄保健茶

组成：生大黄 100 克。

制法：取生大黄切成小块，黄酒拌匀，放蒸笼内或置罐内密封，坐入水锅内，蒸透后取出晒干，如此反复蒸制 2～3 次，则泻下之力更缓。

用法：每日取 1～3 克，用沸水冲泡，当茶饮。亦可视各自身体状况，先行 1.0～1.5 克小剂量试服，而后逐渐确定最佳用量。

功效：适用于肥胖、"三高"人群伴大便干燥，皮肤老年斑明显，舌有瘀斑、瘀点等血瘀之象者。注意：体虚、经期、孕期、发热的人群不宜服。

◎ 自制大黄胶囊

组成：生大黄 100 克。

制法：取干燥的生大黄研成粉，拣去粗纤维后再研成极细粉末，装入空心胶囊，贮瓶备用。

用法：每次 2 粒，每日 1～2 次，温开水送服。

功效：降脂通脉，逐瘀消斑。据国医大师朱良春先生介绍，一般 1 个月后，胆固醇、三酰甘油均有明显下降；持续服用，老年斑、老年疣等可逐渐消退，精神振爽，思维敏捷，步履轻健，大有延缓衰老之功。但体秉脾虚者，可减小剂量。

据报道，山东阳谷县有一位老中医每日坚持服用大黄制剂，到了 75 岁还耳不聋，眼不花，齿未脱，面无老斑，健壮如常。有位医生用生大黄治疗一位年近六旬老人，每日饮用大黄茶 2 次，半个月后停止发胖，原来偏高的血压也稳定如常，2 个月后自觉全身轻松，精神良好。

另据甘肃礼县大黄加工厂调查，14 名每天接触大黄粉末 3～30 年的工人，自身对照表明经常吸入大黄粉末后可增强体质，减少疾病。还有调研发现，西北牧驼人常给骆驼饮用大黄水，结果骆驼吃草多，生病少，寿命也长，比不饮大黄水者可多活 5 年以上。对 60 名常饮大黄水的牧驼老人和 60 名不服大黄水的同龄者进行对比，二者在寿命方面有明显差异，而且常服者少患高血压、冠心病及癌症。常服大黄的牧驼人还有几个特点：①不易患感冒，对疾病的抵抗力强；②头脑清醒，无头痛头晕等火热症状；③无老年性便秘及前列腺增生；④肠胃消化功能好，食欲强；⑤肾功能好，无尿频、尿急现象，耳聪目明。

调查者还曾随访了一位姓段的牧驼人，他 18 岁在野外牧驼，初起易上火，食欲不佳，经常头痛头晕，后根据老牧驼人经验，常饮大黄水，以上症状很快消除。至 94 岁时，老牧驼人耳不聋、眼不花、齿不脱，并很少生病，他说这是饮大黄水之功。由此可见，大黄的确具有却病抗衰，乃至益寿延年之功。

大黄也可研成粉直接吞服，每次 1.0～1.5 克，每日 1～2 次。据介绍，老中医王焕之的岳母倪姚老夫人，长年服用成药大黄苏打片，每日 2 次，每次 3 片，持续不断地服用了五十多年，年过九旬时，依然是耳聪目明，鹤发童颜，少有色斑，从不生病。大黄苏打片每片含大黄粉和碳酸氢钠各 0.15 克，适量长期服食，无任何毒副作用，同样收到"三友补丸""清宁丸""通补丸""大补糕"之类的健康延年效果。

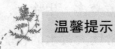

帮你认识大黄苏打片

【药物名称】大黄苏打片（又名：大黄碳酸氢钠片）。

【主要成分】大黄、碳酸氢钠、薄荷油。每片含碳酸氢钠及大黄粉各0.15克，薄荷油适量。

【功能主治】有抗酸、健胃作用，用于胃酸过多、消化不良、食欲缺乏等。

【用法用量】每次1～3片，每日3次，饭前服。

【注意事项】①不宜与胃蛋白酶合剂、维生素等酸性药物合用。②密闭阴暗贮藏，否则逐渐变质，一部分碳酸氢钠变为碳酸钠。③长期大量服用可能因产生大量二氧化碳而使胃扩张，并刺激溃疡。

【参考资料】大黄苏打片临床新用途。

★治疗习惯性便秘

大黄苏打片治疗习惯性便秘，具有健胃、助消化、调整胃肠功能、清热解毒及通利大便的作用。主要以大黄能刺激结肠和乙状结肠，使肠液分泌量增多，促进大肠平滑肌蠕动，软解大便，迫使大便排出体外。通便后可减少肠道内毒素吸收，使大肠气血通调，伴随症状亦自然缓解。实践证明，长期服用未见副作用，且药源充足、使用方便、疗效确切。另外，治疗中还应让患者适当增加运动，注意饮食调理，多饮水，多食粗粮、水果、蔬菜，并养成定时排便的良好习惯，方能防止停药后便秘的复发。

★治疗糖尿病肾病

大黄苏打片能够改善糖尿病肾病Ⅲ、Ⅳ期患者的营养状况。药理研究证实，大黄的有效成分为大黄酸和大黄素，能够明显提升血液中必需氨基酸含量、减少尿素的生成，同时抑制蛋白的分解，降低血肌酐和尿素氮的含量。另外，有研究证实大黄中的大黄酸能够明显降低糖尿病肾病小鼠尿蛋白排泄以及具有减轻系膜扩张和肾肥大的作用，可以改善肾小球的硬化状态。其次，大黄苏打片中所含的碳酸氢钠能够纠正机体酸中毒，从而改善机体内环境，进而减轻患者恶心等胃肠道不适症状，患者营养状况将得到进一步改善。

★治疗痛风性肾病

在慢性痛风性肾病患者中，将金水宝、别嘌醇与大黄苏打片联用可增强疗效，用法：别嘌醇，每日0.2克。加服金水宝胶囊，每次3粒，每日3次；大黄苏打片，每次0.6～1.2克，每日3次。亦可根据患者个体差异调节剂量。

★防治心脑血管病

大黄具有降血脂作用，有利于减肥。所以大黄苏打片对于心脑血管疾病者，包括高脂血症、高血压、脂肪肝等，经常服用大有好处。

巧用偏方镇住难忍的"惨痛"——带状疱疹后遗神经痛

症　状　带状疱疹后遗神经痛，发作性暴发痛、自发痛、痛觉
　　　　　过敏和痛觉超敏

老偏方　二味拔毒散；黄芪与丹参注射液外涂法；云南白药外
　　　　　敷法

带状疱疹是由水痘 - 带状疱疹病毒引起的一种常见皮肤病，俗称"蛇串疮""缠腰火丹"。带状疱疹最具特征性的症状，就是所谓"灾难性疼痛"。疼痛的特点：一是周期长，疹前、疹期和疹后三个疼痛期衔接；二是"先痛后肿""肿而又痛"；三是疼痛剧烈。倘病毒侵犯三叉神经的第一支或第二支，不但可引起眼的广泛损害性疼痛，而且还会出现剧烈头痛。故隋代巢元方《诸病源候论》将带状疱疹的疼痛形容为"惨痛"。

王老先生今年 68 岁，左侧腰背部患带状疱疹 3 天，局部火烧火燎般疼痛，剧烈难忍，西医给予抗病毒药、止痛片、布桂嗪、卡马西平等药物治疗未见明显疗效，于是就找到了我的诊室。我给他用了二味中药，也就是冰片、雄黄用乙醇溶解后涂患处，涂了三五次疼痛就消失得无影无踪。他不由得连连称赞："真是神药！"其实，这个药方就是"二味拔毒散"，配方极简单，用起来也很方便。

◎二味拔毒散

组成：冰片 10 克，雄黄 6 克，95% 乙醇 100 毫升。

用法：将二味中药研碎，加入乙醇，混匀外用。用脱脂棉蘸药
液涂患处，每日 3～5 次。轻者 1 天，重者 5 天即愈。

西医学认为，带状疱疹属于病毒性感染，然至今尚无特效疗法。中医外科书中介绍的治法很多，但有特效者也并不多见，内服方多倡用龙胆泻肝汤之类的处方来治疗，我刚学医时也曾数次应用过，效果也并不理想。后来见王渭川老中医介绍带状疱疹特效方，试用几例，效果确实很好，一般 3～7 天结疤，10 天左右痊愈，并能立止疼痛。

后来我才发现它竟然就是老祖宗传下来的老偏方——源自清代名医吴谦的《医宗金鉴·外科心法要诀》之"二味拔毒散"。方用：白矾、雄黄各等份，研为细末，用茶清或凉开水调涂，一日数次，干则再涂。原书中载称"此散治风湿诸疮，红

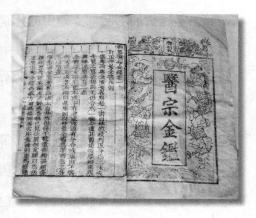

肿痛痒，疥痱等疾甚效"，又称"上二味为末，用茶清调化，鹅翎蘸扫患处，痒痛自止，红肿自消"。

我自从得此方，屡屡用于临床而收效甚捷，先后治疗带状疱疹病例有数十人，其中多例症状都很重，用此药都取得了理想的效果。在临床中我还曾运用本方治疗婴儿湿疹、接触性皮炎、毛囊炎及淋巴结炎等疾病，

疗效亦较为满意。

回过头来再说到带状疱疹引起的"惨痛"，特别是后遗神经痛对中老年人来说，真个是莫名言状的痛苦！据报道，带状疱疹发病率为人群的 1.4‰ ～ 4.8‰，约有 20% 的患者遗留有神经痛。50 岁以上老年人是带状疱疹后遗神经痛的主要人群，约占受累人数的 75%。另有资料显示，在老年带状疱疹中有 1/4 的人皮疹消失后仍有神经痛，多数持续 3 ～ 4 个月，但也有持续 7 ～ 8 个月，甚至有 1 ～ 2 年的。该病是医学界的疼痛难题，是中老年人健康潜在的杀手。

倪老就曾经历过这种疼痛的折磨。倪老先生 71 岁，5 个月前左侧腰背连及胁肋部发生带状疱疹，当时经某社区卫生服务站用抗病毒、镇痛等药物治疗后，疱疹虽然消退、结痂、愈合，然而却落下了局部疼痛的后遗症。原来发生疱疹的地方在皮损消除后疼痛仍持续，而且呈剧烈的顽固性的疼痛。哪怕是轻微的刺激都立即引起疼痛发作，甚至不刺激也会突然发作，为减轻衣服对身体的刺激，倪老有一段时间简直就不敢穿衣，晚上睡觉都只得用手把衣服撑起来，整夜睡不好觉。他为此四处求医，用了不少止痛药如罗通定、布桂嗪、卡马西平、多塞平、阿米替林等，还用了皮质类固醇激素、维生素 B_1、维生素 B_{12} 等药物，能用的几乎都用了却无济于事。他找到我时，表现出痛苦面容，因疼痛干扰，睡眠不足，眼圈发黑，面色萎黄，看上去显得很疲倦，舌红少苔，脉细弦兼涩。我考虑倪老的后遗神经痛证属气虚血瘀，即以益气化瘀法开了 10 剂内服中药，后期又结合内服全蝎散、外用中成药的综合疗法，治疗近 20 天彻底解除了他多日后遗神经痛的困扰。

◎全蝎散

组成：全蝎30克。

用法：将全蝎放铁锅中，置火上炒至黄脆，再将炒过的全蝎研
　　　成细末，分成10包，贮瓶备用。每日2次，早、晚各服
　　　1包（3克），温开水送服。

功效：息风镇痉，攻毒散瘀，通络止痛。适用于带状疱疹后遗
　　　神经痛，证属气滞血瘀者。症见皮疹干涸，结痂，疼痛
　　　剧烈，难以忍受，或兼夜寐不安。

全蝎为息风止痉之要药，其性搜剔走窜，可升可降，入肝经而息风
镇痉止痛。《开宝本草》中称本药"疗诸风瘾疹及中风半身不遂，口眼㖞斜，
语涩，手足抽掣"。药理研究表明，全蝎含镇痛活性多肽，如蝎毒素Ⅲ等，
对内脏痛、皮肤灼痛和三叉神经诱发皮质电位有较强的抑制作用；蝎毒
镇痛可能作用于中枢与痛觉有关的神经元，而且比阿尼利定的镇痛作用
要强。临床应用证实，单味全蝎散内服治疗带状疱疹后遗神经痛有显著
疗效。

◎黄芪与丹参注射液外涂法

带状疱疹后期，皮疹已基本愈合，疼痛仍然存在的患者，可
用黄芪注射液10～20毫升，每日数次外涂患处，对于消除或减
轻神经痛有效。用复方丹参针剂20～40毫升，每日数次外涂患处，

对带状疱疹后遗神经痛有良效。两药可交替外涂，或混合外用，每日涂药3～5次。

◎云南白药外敷法

根据疼痛范围大小，取云南白药的药粉适量，用75%乙醇或白酒调成糊状，每天晚上睡前将药糊涂敷在患处，外用纱布覆盖、胶布固定；次日上午揭去后，如上法涂黄芪、丹参水针剂。采取这种综合疗法，能较快达到活血消肿止痛效果。一般用药1～5天后烧灼疼痛感减轻，1周后疼痛可逐渐平复，10天左右即可痊愈。

带状疱疹后遗神经痛属于后遗症的一种。临床上认为带状疱疹的皮疹消退以后，其局部皮肤仍有疼痛不适，且持续1个月以上者称为带状疱疹后遗神经痛。带状疱疹神经痛是由于病毒的亲神经性侵袭神经末梢造成的，疼痛以胸段肋间神经和面部三叉神经分布区多见。表现为局部阵发性或持续性的灼痛、刺痛、跳痛、刀割痛，严重者影响了休息、睡眠、精神状态等。

现代医学认为是病毒侵犯脊髓神经根，导致神经炎、神经节炎是神经纤维粘连所致。

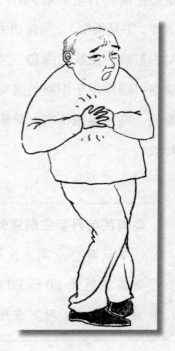

中医多责之于病后气滞血瘀、气血两虚。常用的治法及经验方如下。

(1) 益气化瘀法：黄芪 15 克，丹参 15 克，党参 12 克，白术 10 克，白芍 10 克，川楝子 10 克，延胡索 10 克，制乳香 10 克，制没药 10 克，当归 12 克，丝瓜络 10 克，炙甘草 6 克。水煎服，每日 1 剂。

(2) 通络镇痛法：生蒲黄 8 克，五灵脂 12 克，延胡索 12 克，川楝子 12 克，地龙 12 克，丝瓜络 15 克，白芍 45 克，甘草 6 克。入夜痛甚者加桃仁、红花各 12 克；刺痛难忍者加乳香、没药各 12 克；兼胀痛者加郁金、姜黄各 12 克；明显瘀血者加丹参 30 克，川芎 12 克；疼痛影响睡眠者加琥珀末（分冲）3 克，酸枣仁 15 克。水煎服，每日 1 剂。

(3) 行气化瘀法：柴胡 12 克，赤芍 12 克，当归 15 克，丹参 15 克，延胡索 15 克，红花 10 克，白术 10 克，制乳香 6 克，制没药 6 克，川楝子 10 克，枳壳 8 克，炙甘草 5 克。头痛者加川芎 10 克；腰以下痛者加牛膝 10 克；气虚者加黄芪 30 克；失眠者加柏子仁、远志各 10 克。水煎服，每日 1 剂。

此外，用云南白药粉与利多卡因软膏或利多卡因注射液共调成糊状，涂敷于患处，能达到迅速消除后遗神经痛的效果；用泼尼松配利多卡因穴位封闭，亦有显著的镇痛效果。

温馨提示

偏方食疗辅治带状疱疹后遗神经痛

★竹茹桑叶茶

组成：竹茹5克，桑叶6克，炒谷芽9克。

用法：以上三者加水适量，共煎取汁。代茶频饮，每日1剂。

功效：清热除烦，健胃消食。用于带状疱疹后遗神经痛属心肝
　　　郁热，皮肤灼热疼痛者。

★马齿苋薏米粥

组成：薏苡仁30克，马齿苋30克。

用法：先将薏苡仁和马齿苋加水煮熟，再加红糖调味。每日1
　　　剂，连用7天。

功效：清热解毒，健脾化湿。适用于带状疱疹后遗神经痛兼有
　　　脾胃湿热者。

★当归佛手柑饮

组成：佛手柑鲜果30克，当归6克，米酒30克。

用法：将以上三物一同入锅内，加水适量，煎煮。每日1剂，
　　　可连用数日。

功效：疏肝理气，养血活血。对带状疱疹后遗神经痛有缓解
　　　作用。

★茉莉花糖水

组成：茉莉花5克，红糖适量。

用法：茉莉花与红糖放锅内，加清水适量，煮至水沸，去渣后代茶饮。或将茉莉花、红糖放茶杯内，沸水冲泡，代茶频饮。

功效：理气活血，解郁止痛。适用于带状疱疹后遗神经痛伴肝郁不疏者。

★ 当归陈皮蛋

组成：柴胡15克，当归9克，陈皮9克，鸡蛋1个。

制法：以上四味加水适量，一同煮至蛋熟。

用法：吃蛋饮汤，每日1剂，连用7天。

功效：行气活血，健脾和胃。适用于带状疱疹后遗神经痛属肝郁脾虚、气滞血瘀者。

★ 枸杞叶粥

组成：枸杞叶30克，粳米50克。

用法：先把枸杞叶择洗干净，再与粳米一起加水熬粥。随量作早晚餐食用。

功效：枸杞叶具有补虚益精，清热止渴，祛风明目，生津补肝的功效。适用于带状疱疹后遗神经痛侵犯于头面、胁肋部，伴目赤肿痛、胁痛灼热者。

偏方对付"钻心"的"风瘙痒"——老年皮肤瘙痒症

症　状　皮肤瘙痒，痒如钻心，痛苦难忍
老偏方　首乌藤方（首乌藤膏＋首乌藤浴方＋首乌藤酊）；
　　　　止痒诸方

老年性皮肤瘙痒症是皮肤瘙痒症的一型，中医学称之为"风瘙痒"。隋·巢元方在《诸病源候论》中首载"风瘙痒"这一病名，并提出本病多与风邪有关，故称"风瘙痒"。

"风瘙痒"是指自觉皮肤瘙痒而无原发皮损，但可因搔抓伴发各种继发性皮损的一种皮肤病。病初

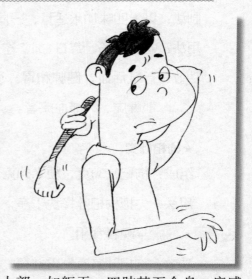

多限于一处，进而逐渐漫延至身体大部，如躯干、四肢甚至全身。痒感时轻时重，短者仅数分钟，长者可达数小时，甚至彻夜不宁，痒如钻心，难以遏止，使老年人痛苦难忍，因而民间又形容其为"钻心痒"。若连续强烈地搔抓，可致患处抓痕累累，血迹成片，渗液结痂，日久患处皮肤粗糙肥厚，枯槁甲错，色素沉着。若继发感染，还可引起疖疮，糜烂溃疡等，严重影响老年人的身体健康。

70 岁的戚女士，3 年多来经常感觉周身瘙痒，秋冬季加重。她曾内服各种脱敏药、维生素类药等，并外用激素类药膏，效果不佳。近 2 个月，戚女士的瘙痒日渐加重，影响睡眠，烦躁不宁，倦怠纳呆，大便干燥。诊查中发现，患者周身皮肤干燥，有较多抓痕结痂，部分皮肤轻度肥厚。舌质淡红，有瘀斑、苔白，脉沉细。证属血虚风燥，肌肤失养。拟益气养血，润肤止痒法治之。药用黄芪 15 克，制何首乌 15 克，当归 10 克，白芍 10 克，生地黄 10 克，川芎 10 克，荆芥 12 克，防风 15 克，秦艽 10 克，乌梢蛇 10 克，火麻仁 10 克，白鲜皮 15 克，刺蒺藜 15 克，甘草 5 克。水煎服，每日 1 剂。外用 10% 尿素霜及无极膏。服药 7 剂后痒感减轻，抓痕减少，大便已调，然睡眠仍差。应患者要求，给予简便验方以徐徐图之。具体方法：内服鸡血藤膏，外用鸡血藤洗剂沐浴、鸡血藤酊剂外涂。戚女士按所述诸方施治 1 个月余，自此皮肤瘙痒症未再发作。

◎ 首乌藤膏

组成：首乌藤 350 克，鸡血藤 300 克，冰糖 500 克。

用法：将首乌藤、鸡血藤水煎 3～4 次，过滤取汁。微火浓缩药汁，再加冰糖制成稠膏即可。每次 20～30 克，温开水冲服，可常服。注意：老年糖尿病患者忌服。

功效：鸡血藤能养血活血，首乌藤安神止痒，冰糖润燥。此膏适用于老年皮肤瘙痒症，对于血虚风燥、病久不愈者尤为适宜。

◎首乌藤浴方

组成：首乌藤100克，白鲜皮30克。

用法：将药物放入锅中，水煎取汁，倒入浴盆中清洗皮肤，每日1次，每次擦浴20～30分钟，15天为1个疗程。

功效：养血、安神、祛风、通络、止痒。本方不但对于老年皮肤瘙痒有明显的治疗效果，还可以对风湿病起到治疗作用。

◎首乌藤酊

组成：夜交藤、鸡血藤、乌梢蛇各30克。

用法：上药共研粗末，置玻璃瓶中，加入优质白酒适量，浸泡3～5天即成。用时取洁净的纱布蘸取药液涂抹于皮肤上，每日2～3次；或每日洗浴时，加入药液30～50毫升于浴水中洗浴，连用5～10天。

首乌藤为双子叶植物药蓼科植物何首乌的藤茎或带叶藤茎，又名夜交藤、何首乌藤。以上3方中均以首乌藤为主药，盖取其养血活血、养心安神、祛风止痒之功。老年人皮肤瘙痒最大的痛苦就是夜寐不宁，难以入睡。而在诸多安神药中，以首乌藤的催眠作用最佳。盖阳入阴则寐，首乌藤入心、肝二经血分，功擅引阳入阴故也。此品善于养血，故用于血虚最为适宜。因其性平和，亦可作为佐使药用于其他各种原因所致的失眠。唯其用量宜大，少则不效。我在研读国医大师朱良春先生的处方时发现，首乌藤的一般用量均应达到 30 克，重症失眠则用至 60 克，如此方能得心应手。

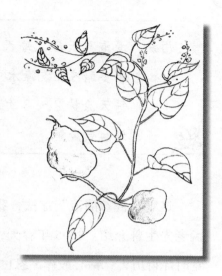

首乌藤又有活血、通经、止痒之功。《本草从新》谓其"善行，通血脉"，《本草纲目》谓其主治"风疮疥癣作痒，煎汤洗浴"。从中医学角度分析，导致老年皮肤瘙症的因素大致有两个：一是年高精亏血虚，血虚则生风，风起则有瘙痒之感；二是阴虚，水液不能滋养皮肤，进而形成瘙痒。首乌藤有养血活血之功，诚为首选之佳品。因此，治疗老年皮肤瘙痒，就是要养血滋阴。我们在临床上观察到，沐浴时用首乌藤 100 ～ 200 克煎汤擦身，其效尤佳。如果觉得单独外洗效果不明显，我们还可以根据同样的思路来配制内服方：准备首乌藤 60 克，熟地黄、当归各 20 克，将三种药物一同水煎取汁，用药汁兑入热水与粳米煮粥服用。熟地黄滋阴，当归养血活血，也能起到标本兼治之效。

对于老年皮肤瘙痒症，我还在临床上应用"苦参醋液"治疗，往往能获得较好效果。

◎**苦参醋液**

组成：苦参 150 克，白醋 500 毫升。

制法：将苦参放在一个大玻璃瓶中，倒入 500 毫升白醋，盖好盖子密封，并每天摇晃一下大瓶，让苦参与白醋均匀地浸泡。

用法：浸泡 5 天后，每天洗澡时加入适量（30～50 毫升）的苦参醋液在洗澡水中；或者是将药液涂抹在瘙痒的部位，每天涂抹 2～3 次，坚持使用 1 周，瘙痒的症状能够得到有效缓解。

这则"苦参醋液"疗法，我也是从一位姓孟的老先生那里学到的。孟老先生曾介绍：2005 年春天，他的两只小腿开始瘙痒。起初是晚上睡觉时痒得厉害，钻心般痒，忍也忍不住，只得用手乱抓，直到抓得出血，感到疼痛时才不得不住手。渐渐地，白天也瘙痒不止，忍不住时就隔着裤子猛揉搓，真是既难堪又难受。为此，他曾多次去医院就诊，医生给开了氯雷他定等一些药物，吃了好长时间也未能治愈。

正当孟老先生无可奈何之时，一位朋友向他推荐了一个偏方，说用苦参泡醋取汁液搓洗患处治皮肤瘙痒效果很好。抱着试一试的心态，他买了苦参和白醋，依法炮制外用药液。不试不知道，用了果见效。苦参与白醋浸泡 5 天后，孟老先生每天早晨、中午、晚上用棉球蘸药液涂擦小腿瘙痒处，药液干了再涂一遍。涂了 3 天后，瘙痒症状逐渐减轻；他又继续涂了 4 天，瘙痒症状全部消失。直到把药液用完，皮肤瘙痒彻底治愈了，至今已有 2 年未再复发。

苦参醋液治瘙痒性皮肤病，道理其实也很简单。中医学认为，皮肤瘙痒症是由血热生风或湿热生风所致，治疗需疏风清热、凉血利湿。苦参，味苦，性寒，有清火燥湿杀虫的功效，对多种细菌的生长具有较强的抑制作用。《滇南本草》说它"凉血，解热毒，……疗皮肤瘙痒，血风癣疮，顽皮白屑。"《本草衍义补遗》言："苦参，能峻补阴气，……其治大风有功，况风热细疹乎。"苦参是皮肤科常用的止痒药物，常用于湿疹、皮炎、癣等瘙痒性疾病的内服、外用方中，疗效显著。用白醋泡苦参外洗，可以起到清热祛湿、解毒杀虫的功效，从而缓解皮肤瘙痒。

最后要和大家讨论的是，老年人皮肤瘙痒症的食疗食养问题。因为合理的饮食调养，有利于防治老年皮肤瘙痒症。患者除了多喝水外，平时饮食要清淡，多吃些富含植物油脂的食物，如芝麻、花生、核桃和黄豆等，可使皮肤滋润；百合、莲子、木耳等食物都富含胶质，可以帮助身体留住水分，皮肤干的人更应多吃；多吃些新鲜水果，多喝开水，以保持大便通畅。

不要贪食辛辣，也不要多吃羊肉、海鲜等热性食物。这类食物会让体内的燥火"越烧越旺"，最好"敬而远之"。特别是要避免食用辛辣和香料等刺激性食品，节制烟酒、浓茶和咖啡类饮料，因它们对皮肤有一定的刺激，会引起血液中许多化学介质，如组胺、5-羟色胺、缓激肽和神经肽等神经传导介质增多，极易刺激皮肤、诱发和加重瘙痒症状。

除了饮食有节外，还可以服用一些具有养血、滋阴、祛风作用的食疗方，以利促进康复。具体方药如下。

◎泥鳅煲大枣

组成：泥鳅 30～50 克，大枣 20 克，食盐少许。

用法：置武火上烧沸，再用文火煮 25 分钟，加入盐、味精即成。

　　　服用宜每天 1 剂，连服 10 剂。

功效：泥鳅性味甘平。入脾、肝、肾三经，能补中益气，强精补血，

　　　与补益心脾的大枣相配伍，可养血润燥、息风止痒。

◎大枣雪梨膏

组成：大枣（或金丝枣）10枚，雪梨膏20克。

用法：将大枣（去核）先泡30分钟，入砂锅内加水煮至枣烂后，加入雪梨膏调匀后服用。每日1次，15天为1个疗程。

功效：雪梨膏清肺热，润肺燥，"肺主皮毛"，故有润养肌肤之功；配以大枣则可健脾益气，润肺护肤。适用于冬季皮肤干燥脱屑，老年皮肤瘙痒。

◎大枣绿豆猪皮羹

组成：大枣10个，绿豆100克，猪皮30克，冰糖20克。

用法：将准备好的猪皮洗净、切成小块；与大枣、绿豆和冰糖混合，然后加入适量的清水进行熬煮。等到猪皮烂熟、绿豆开花之后就可以起锅食用。

功效：此羹可以养血润肤，清热祛风。每日1次，1周之后可以有效缓解皮肤瘙痒。

温馨提示

老年人要精心护养好你的皮肤

老年人预防皮肤瘙痒症，首先是注重皮肤的卫生防护。具体应从以下几个方面加以注意。

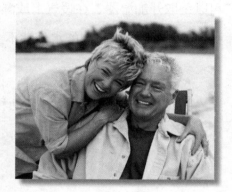

★减少沐浴，善待肌肤

清洁皮肤常常强调勤洗澡，但深秋及冬季气候干燥，洗澡就不宜过勤，一般以每周1次为佳。

★避免刺激，科学浴身

洗澡水温度应为36～38℃，不宜太热。如有瘙痒症状发生，尽量不要用手抓搔，更不能用热水烫洗，这种图一时之快的做法只会加重皮肤炎症的病情。

洗澡时不能用碱性过大的沐浴液，尽量选用弱酸性或中性沐浴露，以减少异常刺激。也不要用力搓澡，因肥皂和搓澡对皮肤是一种不良刺激，过多搓澡会带走原本就不多的皮脂保护层，使皮肤愈加干燥。还可在浴水中加些专用的浴油(植物油也可)，以加强老年皮肤的滋润。浴后擦干身体后，全身涂上润肤露，也可在医生指导下涂抹温和滋养剂，使皮肤保持滋润。

★注意穿着，不穿过暖内衣

以柔软宽松棉织品为好，皮肤过敏者不宜穿紧身毛衣和化纤内衣。穿着过于厚重会导致体内出汗过多、皮肤干燥而致皮肤瘙痒。室内空调和暖气不可过暖，应低于25℃。冬季老人用电热毯取暖时温度不宜过高、时间不宜太长。同时，还要保持室内适宜的湿度，可以采取开加湿器、在暖气上放湿毛巾等方法，使室内相对湿度保持在80%左右，皮肤中的水分就不会过度流失，可以缓解瘙痒。

★劳逸结合，适度锻炼

平时适当参加轻微体力劳动和体育锻炼，可改善全身血液循环，促进汗腺和皮脂腺的分泌，在一定程度上可改变皮肤干燥程度。